# Le Pilates facile

# Le Pilates facile

EDITIONS ESI

# SOMMAIRE

# Histoire d'un succès

La méthode Pilates fêtera bientôt son siècle d'existence. D'un processus destiné à aider des blessés, elle est devenue aujourd'hui, avec plus de 500 exercices, une activité à part entière. Et ce, pour tous, dans le monde entier.

Qui n'a jamais rêvé de se sculpter un corps idéal, de ressembler à sa star préférée ou de retrouver l'entrain de ses 20 ans ? Oui mais voilà, la perspective de tant d'efforts et de douleurs pour accéder à ce rêve vous décourage avant même d'essayer. Et puis un jour, une amie vous parle du Pilates, vous compulsez des articles, ou votre salle de gym propose une nouvelle méthode. Vous vous renseignez et apprenez que depuis la Première Guerre mondiale, le Pilates a eu des effets incroyables sur la santé de blessés, de danseurs, de sportifs et autres stars. Appâté par tant de promesses, vous vous y essayez. Et là, c'est la révélation ! Rien de contraignant ou d'agressif, un bien-être quasi immédiat et cette envie d'y retourner… Enfin ! vous avez trouvé « the » pratique qui vous convient. Quel que soit votre âge, votre sexe ou votre forme physique, vous réalisez, avec quelques exercices adéquats, vos objectifs. De sa genèse à son succès planétaire, découvrez l'histoire peu commune de la méthode Pilates. Un succès qui ne doit rien au hasard, mais à une histoire riche et un cheminement plein de sens. Des prémices de la discipline à une pratique aujourd'hui presque universelle, le Pilates a su conserver tous les principes de base de son créateur.

## Joseph Pilates : la persévérance

C'est en 1880 que naît Joseph Pilates, en Allemagne, près de Düsseldorf. Son père est gymnaste de haut niveau et sa mère, naturopathe. Enfant chétif et souffreteux, Joseph Pilates est atteint de rachitisme et de rhumatisme articulaire. Mais c'était sans compter avec une volonté de fer d'un fils qui aimerait tant ressembler à son père. Pour pallier ses problèmes de santé, l'adolescent pratique assidûment de nombreux sports telle la gymnastique, la plongée, le ski et la boxe. Parallèlement, il s'intéresse au yoga et aux arts martiaux. Avec acharnement, il développe une technique sur son propre corps afin d'en améliorer l'aspect et le dynamisme. À l'âge de 14 ans, le corps de Joseph Pilates s'est transformé. Il est désormais un athlète accompli. Dès lors, il réalise que santé mentale et physique sont étroitement liées. Ayant vaincu ses handicaps de l'enfance, il déclare : « C'est par l'esprit que l'on construit son corps. » Passionné d'anatomie, il fait des études d'infirmier. À 22 ans, il part s'installer en Angleterre où il entame une carrière de boxeur et est également engagé dans une troupe de cirque.

Quand la Grande-Bretagne entre en guerre en 1914, il est fait prisonnier et se retrouve dans un camp d'internement sur l'île de Man avec de nombreux blessés. C'est là que sa vie va prendre un tournant décisif. Il y est employé comme infirmier et doit faire face à l'inertie de ses patients due aux traumatismes de la guerre. Devant les corps brisés des soldats qu'il côtoie, Joseph Pilates a alors l'idée d'appliquer à ses compatriotes les

## Les héritiers de Joseph Pilates

Joseph Pilates enseignera sa méthode jusqu'à sa mort en 1967. Puis, son épouse et collaboratrice, Clara, continuera pendant encore dix ans. Les héritiers de Joseph Pilates ont tous été ses élèves et ouvrent des centres un peu partout aux États-Unis puis dans le monde entier à partir des années 1960. On les appelle les « Pilates Elders », les aînés du Pilates. Aujourd'hui, la plus célèbre d'entre eux est Romana Kryzanowska, à qui Clara transmettra le studio. C'est George Balanchine qui, en 1941, conduit cette danseuse auprès de Joseph Pilates afin de traiter une blessure à la cheville. Très vite séduite par les résultats obtenus lors de sa rééducation, Romana devient une inconditionnelle du « maître » et étudie sa méthode avant de l'enseigner elle-même. Actuellement âgée de plus de 80 ans, elle dispense toujours des stages de formation au Pilates. C'est sa fille, Sari Mejia Santo, qui dirige désormais le mythique studio de New York.

En octobre 2000, la justice américaine a officiellement reconnu que le terme de « Pilates » s'adressait à une activité physique et la United States Pilates Association a été créée. C'est elle qui accrédite la formation des instructeurs.

Il existe aujourd'hui environ 800 centres Pilates à travers le monde dont plus de la moitié aux États-Unis.

mêmes mouvements qui l'ont secouru quelques années auparavant. Mais ces soldats sont pour la plupart immobilisés sur leur lit et il a peu de moyens. Il démantèle donc des lits pour en extraire les ressorts qu'il utilise pour créer une résistance. Il élabore ainsi toute une série d'exercices de rééducation. Pour retrouver leur mobilité et fortifier leur musculature, les prisonniers devaient pousser, repousser et résister tout en restant, par nécessité, allongés. Malgré leur inertie, les patients de Joseph Pilates entament leur convalescence et font d'énormes progrès. Au bout d'un travail acharné, il constate que ses patients se remettent beaucoup plus vite de leurs blessures que les autres. D'ailleurs, durant l'épidémie de grippe espagnole qui ravage l'Europe, et plus particulièrement les camps de prisonniers, aucune des personnes qui suivent les exercices de Joseph Pilates n'en sera affectée. La méthode Pilates était née !

## Les débuts du Pilates aux États-Unis

Après la guerre, de retour en Allemagne, Joseph Pilates rencontre le danseur et chorégraphe Rudolf Laban. Avec ce dernier, il élabore les quatre grands axes de l'analyse du mouvement : le corps, l'espace, l'effort et la forme. Mais, refusant d'aider l'armée du pouvoir nazi naissant, il émigre aux États-Unis en 1926. C'est lors de la traversée qu'il rencontre Clara, une infirmière, sa future épouse et associée. Les Pilates s'installent à New York et ouvrent leur premier studio près des théâtres où se produisent les grandes compagnies de danse. Ils partagent ainsi l'adresse du New York City Ballet. C'est cette proximité qui leur assure une renommée fulgurante. Fort de son expérience, Joseph Pilates développe et perfectionne des équipements conçus pendant la Première Guerre mondiale. Il enseigne une méthode de conditionnement physique, appelée « Contrology », héritée de ses années de guerre. C'est un programme qui consiste à renforcer la musculature afin d'accéder à un bon maintien de la colonne vertébrale. Il permet de rééquilibrer tous les muscles qui travaillent avec les articulations. Parmi ses premiers clients, on retiendra Martha Graham et Georges Balanchine. Ces célèbres chorégraphes vont devenir ses adeptes les plus fervents, ils intègrent sa méthode dans leur programme de travail et encouragent leurs danseurs à s'entraîner dans son studio. Les danseurs peuvent ainsi se remettre plus facilement de leurs blessures aux articulations et améliorer leur technique de danse. Joseph Pilates aime œuvrer avec les danseurs qu'il estime avoir l'intuition du mouvement et un maintien corporel naturel. Il les aide à progresser dans leur art et à éviter quelques entorses et autres contusions. Bon nombre d'articulations seront épargnées grâce à sa méthode. Il va même jusqu'à se déplacer auprès de jeunes danseurs dans le Massachusetts.

## PAROLES DE STARS

Voici un florilège de compliments émanant de vos stars préférées.

**Sharon Stone :** *« Je fais de mon mieux pour assister le plus possible aux cours. Sinon, je pratique chez moi ou en tournage, dans ma loge. Le Pilates me permet de vivre sainement à l'intérieur comme à l'extérieur de moi. C'est la meilleure chose que l'on puisse faire pour soi. »*

**Angelina Jolie :** *« Quelques mois après la naissance de mes jumeaux Knox et Vivienne, j'ai choisi le Pilates pour retrouver la ligne. C'est mon fils de 7 ans, Maddox, qui m'a fait découvrir Let's Pilates sur sa console de jeux vidéo. Je me suis mise à en faire 1 heure trois fois par semaine. Qu'en pensez-vous ? »*

**Madonna :** *« Avant, j'étais une freak de yoga, mais depuis mon accident de cheval, j'ai découvert le Pilates qui m'a remise en forme beaucoup plus vite que je ne l'aurais cru. Là, je crie au génie ! Depuis plus de cinq ans, je suis une adepte farouche du Pilates et j'y ai converti toutes mes copines. Pour le fun, réécoutez mon titre American Life, J'y rends un hommage au Pilates. »*

**Claudia Schiffer :** *« Après la naissance de Cosima Violet, mon troisième enfant, je pratiquais le Pilates trois fois par semaine. Mais, c'était il y a plus d'un an. Alors, aujourd'hui, je vais au studio tous les jours. Moi qui détestais les salles de sport traditionnelles… C'est mon travail qui est ma source de motivation, je dois donc être en forme. Avec le Pilates, j'obtiens des résultats fantastiques rapidement. »*

**Elle Macpherson :** *« Avec les années, je me suis rendu compte que les exercices qui stressent le corps ne sont pas la meilleure chose pour moi. Ce qui me convenait il y a vingt ans ne me convient plus aujourd'hui. Donc, je fais du Pilates qui me procure la force et la souplesse dont j'ai besoin à mon âge et ce, tout en douceur. C'est devenu la source de mon bien-être. »*

**Kelly Osbourne :** *« Ma vie entière a changé depuis que j'ai découvert le Pilates. Je ne me suis jamais sentie aussi en forme. Ma posture est tellement meilleure et je commence à avoir des abdos. C'est incroyable ! Je suis devenue complètement obsédée de Pilates. Tout le monde devrait essayer. »*

**Alain Chamfort :** *« Je ne peux plus m'en passer. Avec le Pilates, je bouge, je transpire, c'est énergique et déstressant à la fois, et je me muscle en douceur. Comme il faut se concentrer sur sa respiration, c'est le sport idéal pour se libérer des tensions psychologiques. »*

**Hugh Grant :** *« Je suis très heureux de ma pratique du Pilates : j'ai des muscles en acier. Maintenant, je pourrais facilement supporter un accouchement. »*

Dans les années 30, Joseph Pilates acquiert une renommée sans précédent dans le milieu de la danse et du spectacle. Petit à petit, la méthode intéresse également les milieux sportifs. À partir des années 60, la méthode Pilates s'ouvre au grand public. Des élèves de Joseph Pilates ouvrent des studios un peu partout aux États-Unis et notamment sur la côte ouest. Au nombre de ses adeptes, on compte des actrices de renom telles Lauren Bacall ou Katherine Hepburn. Désormais, Hollywood lui tend les bras. Mais, ce n'est que dans les années 90 que les bienfaits de la méthode seront reconnus et que le monde entier l'adoptera.

## Le boom de la méthode Pilates en France

En France, c'est le danseur américain Jerome Andrews qui introduit la méthode Pilates dans les années 50. Suite à une double fracture des métatarses lors d'un saut, il fait la connaissance de Joseph Pilates et devient un de ses élèves. Refusant de prendre la direction du studio new-yorkais, il s'installe en France. Là, il crée sa propre compagnie de danse et perpétue l'héritage du maître en appliquant sa méthode auprès de ses élèves. Il n'a pas pour but de se faire connaître et limite son apprentissage auprès de ses danseurs. C'est à Philippe Taupin que l'on doit le premier studio ouvert au public. Ayant bénéficié des cours de Joseph Pilates pendant cinq ans, il en devient l'ambassadeur à Paris en 1998. Dans un premier temps, d'abord réservée à quelques initiés d'origine anglo-saxonne aguerris à la méthode, le bouche à oreille fonctionnant à merveille, la méthode trouve des adeptes auprès des sportifs de haut niveau et des personnalités du monde du spectacle. Les magazines féminins ainsi que la presse people s'intéressent au phénomène et contribuent largement à le populariser. Ainsi, dès 2003, le magazine Madame Figaro titre : *« Elles se lèvent toutes pour Pilates. »* L'écho médiatique est si important que le grand public adhère derechef lui aussi. Si bien que l'on compte aujourd'hui une trentaine de centres agréés partout en France. Le succès de la méthode est si important que l'Association française de Pilates est créée en 2005. Elle fédère le nombre croissant de studios qui fleurissent un peu partout en France et veille à la qualité de l'enseignement qui y est dispensé. De plus, de nombreuses salles de gymnastique proposent, elles aussi, des cours soit au sol, soit sur des appareils. Où que vous habitiez, en France, vous pouvez pratiquer le Pilates. Tout d'abord exclusivement fréquentés par les femmes, on observe depuis quelques années une présence accrue des hommes aux cours de Pilates. Oui, ces messieurs sont de plus en plus nombreux à suivre leur compagne. Fascinés par les excellents résultats obtenus par ces dernières, ils déplorent soudainement leur manque d'activité

ou leurs bourrelets disgracieux, trop tôt apparus... Enfin le succès ne se dément pas non plus auprès des personnes du troisième âge qui retrouvent, disent-elles, une seconde jeunesse et découvrent en elles des possibilités physiques oubliées ou méconnues.
On estime aujourd'hui que le nombre de pratiquants en France augmente de 30 % par an. Il est donc à parier que la méthode Pilates a de beaux jours devant elle dans l'hexagone. Et qu'elle y soit reconnue comme thérapie de rééducation à l'instar des États-Unis et du Royaume-Uni.

## Pilates : la gym d'Hollywood

Les stars ! Elles sont les premières à s'être adonnées à la méthode Pilates afin d'arborer un corps parfait. Où qu'elles aillent, quoi qu'elles fassent, les médias suivent inévitablement nos vedettes préférées. Et, lorsque l'une d'elles adopte le Pilates, elle n'échappe pas à la règle : l'information est immédiate. Véritables faiseuses d'opinion en matière de forme et de beauté, les stars sont devenues les porte-drapeaux de la méthode Pilates. Elles ont contribué à la populariser et à la propager. Depuis les années 70, le tout Hollywood se presse dans les studios Pilates qui essaiment les beaux quartiers de la capitale mondiale du cinéma. Ainsi, la liste – non exhaustive – des actrices qui pratiquent la méthode est impressionnante. Sharon Stone, Jennifer Aniston, Uma Thurman, Liz Hurley, Sarah Jessica Parker, Courteney Cox, Nicole Kidman ou encore Madonna ne jurent que par le Pilates. À la suite d'une malencontreuse chute de cheval qui lui occasionne de nombreuses fractures, Madonna découvre la méthode Pilates ; depuis 2005 elle en devient l'émissaire officieuse à Londres et à travers le monde. Et les hommes ne sont pas en reste. Que penser de la plastique de Leonardo DiCaprio, George Clooney, Tom Hanks ou Brad Pitt... Même Dustin Hoffman qui a plus de 70 ans s'y est mis, c'est tout dire ! Citons encore Elle Macpherson dont le corps est demeuré parfait, effet du Pilates ou génétique avantageuse ? En tout cas la belle donne envie ! La France compte également quelques adeptes célèbres. C'est en 1995, sur le tournage de Diabolique qu'Isabelle Adjani rencontre Sharon Stone qui l'initie au Pilates. Aujourd'hui de grandes actrices comme Catherine Deneuve, Virginie Ledoyen et Carole Bouquet en sont les plus belles ambassadrices. Sans oublier Alain Chamfort ou Jean-Michel Jarre qui ont dépassé la cinquantaine (pardon Messieurs) très en forme. La liste des convaincus ne cesse de s'allonger. Plébiscité par de plus en plus de célébrités, le Pilates envahi le monde de la mode et du spectacle. Nommée « la gymnastique des stars », la méthode Pilates n'usurpe pas son nom. On pourrait même affirmer que c'est la « star des gymnastiques » !

# Les bénéfices sur la silhouette

Avoir une belle silhouette, c'est savoir marcher, bouger et évoluer avec aisance et naturel. C'est mettre son corps en valeur. C'est faire preuve de confiance en soi. Ça demande aussi du travail et une attention permanente.

Qu'est-ce qu'une belle silhouette si ce n'est un corps fin, joliment musclé et fluide dans ses déplacements ? Oui mais voilà, pour obtenir un résultat digne de ce nom, les perspectives font frémir. Régime draconien et privatif, pratique intensive d'un sport, maux de dos et autres courbatures... Bref, rien de très exaltant. Que d'excellentes raisons pour ne rien entreprendre. Et puis, Joseph Pilates nous le promet : « *Après 10 séances, vous sentez la différence. Après 20 séances, vous voyez la différence. Après 30 séances, vous avez un corps tout neuf.* » Voici posé le postulat initial de la méthode Pilates. 30 séances ! À raison de 3 séances par semaine, vous faites le calcul et vous vous imaginez déjà avec une démarche altière, le ventre plat et le corps harmonieux au bout de trois mois. Mais la promesse ne s'arrête pas là car la méthode Pilates vous procure également un bien-être immédiat, tout en douceur et à un rythme adapté à chacun. Elle ne ressemble à rien de ce que vous connaissez déjà. Remodeler sa silhouette vous semble donc tout à coup envisageable et réalisable. Vous hésitez encore ? Alors, laissez-vous convaincre des bienfaits du Pilates en parcourant ces quelques avantages – parmi tant d'autres – que procure cette nouvelle méthode.

## Pour obtenir un ventre plat et ferme

Pourquoi prend-on du ventre ? Tout d'abord, en vieillissant, on a tendance à prendre du poids. C'est physiologique. De plus, à la ménopause ou à l'andropause, le bouleversement hormonal modifie la silhouette. Lorsque l'on ne fait pas suffisamment d'exercice physique, la ceinture abdominale se relâche et le ventre prend du volume. Donc, l'état de la musculature et la prise de poids sont étroitement liés. La perte musculaire laisse place à la graisse qui s'installe au niveau des cuisses, des hanches et du ventre. Mais c'est surtout sur le ventre que c'est le plus spectaculaire. Le ventre est le centre de notre corps, le siège de nos émotions et le reflet de notre santé. Il est souvent malmené par nos mauvaises habitudes alimentaires mais aussi par le stress. En effet, lorsque nous nous retrouvons dans une situation stressante, notre corps produit du cortisol à outrance. Le cortisol est une hormone dont le taux, s'il est trop élevé, favorise la prise de poids. Particulièrement dans la région abdominale. Comment retrouver un ventre plat et ferme après des années d'excès alimentaires ou après un accouchement, sans faire ces séries d'abdominaux abominablement douloureuses ? Le Pilates peut aider car c'est une méthode douce et agréable. Les mouvements proposés sont lents, dirigés par l'esprit. Ils sont exécutés dans un état de sérénité

## Deux exercices pour le ventre

Voici deux exercices pour obtenir un ventre plat et plus ferme. Ils sont faciles à réaliser et ne demandent aucun accessoire. Ce sont deux classiques de la méthode Pilates enseignés aux débutants et reproductibles en tout lieu et à tout moment.

– Restez debout, les talons joints et les orteils légèrement tournés vers l'extérieur.
– Placez vos mains jointes sous le menton en levant les bras vers le haut.
– Expirez tout en pressant vos bras vers le bas, le plus près possible du corps.
– En même temps, décollez vos talons pour tenir sur la pointe des pieds.
– Gardez cette position pendant 2 secondes.
– Inspirez puis revenez à votre position initiale.
– Faites ainsi 20 séries.
– Allongez-vous sur le sol et fléchissez les jambes tout en maintenant les pieds au sol.
– Enroulez la tête et le haut du corps vers la poitrine.
– Le bas du dos doit être bien plaqué au sol.
– Tendez les bras vers les pieds.
– Effectuez de légers battements de mains de haut en bas.
– Inspirez après 5 battements et expirez après 5 autres.
– Recommencez l'exercice autant de fois que vous le pouvez.

Quel que soit l'exercice que vous choisissez, n'oubliez jamais l'importance de la respiration. Sans la maîtriser correctement, vos efforts seront stériles.

en harmonie avec un rythme de respiration profonde. La méthode Pilates considère la partie abdominale du corps comme la base de tout travail, comme l'axe par lequel la taille s'affine. Elle préconise donc un travail en profondeur mais en douceur de la sangle abdominale. Elle privilégie la qualité des mouvements plutôt que la quantité. Car le but est bien d'obtenir un ventre plat et ferme et des abdominaux capables de soutenir correctement les organes du système digestif et le dos. Si vous êtes peu habitué à l'exercice physique ou si vous êtes sédentaire, vous devrez suivre un programme graduel et soutenu. Mieux entraîné, vous atteindrez plus vite vos objectifs. Moins vous aurez de « bidon » à perdre, plus les techniques d'entraînement vous paraîtront simples. Ça vaut tout aussi bien aux « ravissantes petites poignées d'amour » de ces messieurs. La méthode Pilates ne fait pas que brûler des calories. Elle améliore aussi votre tonus musculaire. Ce qui fait que la perte de graisse au niveau du ventre est durable. L'objectif n'est donc pas de perdre du poids, mais la perte de poids est l'un des bénéfices secondaires obtenu. Et c'est quand même une très bonne nouvelle !

## Pour avoir un corps beaucoup plus souple

L'être humain naît naturellement souple. Il n'y a qu'à observer un bébé qui évolue. Ses muscles sont constamment souples lorsqu'il se déplace, s'assoit ou s'accroupit. Au cours des années, le corps perd progressivement sa souplesse. Dès que nous subissons un traumatisme, bénin ou important, physique ou émotionnel, notre corps l'enregistre. Se forment, alors, des nœuds tissulaires qui entravent le fonctionnement harmonieux du corps. Il en résulte un raidissement du dos et une perte de souplesse. En raison de mauvaises positions contractées dans notre quotidien pendant des années, la rigidité de notre corps s'accroît. Certes, personne ne vous demande d'exécuter le grand écart, mais avouez qu'un peu plus d'élasticité ne vous ferait pas de mal. La méthode Pilates considère quelques règles de base. La première d'entre elles est le respect total de votre corps qui va de pair avec la conformité des exercices selon vos possibilités et la tolérance de vos limites. Car savoir travailler sa souplesse, c'est savoir gérer sa douleur. Les exercices s'effectuent donc par petites amplitudes que l'on peut augmenter par la suite. Il ne faut jamais forcer. En respectant son rythme et ses facultés, on obtient des résultats plus probants. Avant tout exercice sur la souplesse, il est essentiel de s'échauffer et de pratiquer une séance de respiration. La souplesse musculaire ne s'acquiert que si les muscles sont relâchés et décontractés. Et, ce n'est que lorsque les muscles sont chauds que l'on peut entamer les exercices d'assouplissement. Avec cette méthode, on obtient une plus grande aisance technique. La volonté d'exécuter tel mouvement ou tel enchaînement n'est plus contrariée

## 1 HOMME, 2 FEMMES, 3 RÉCITS

**Anne-Sophie, 38 ans :** « *Comme toutes les femmes de mon âge, je n'ai jamais trouvé le temps de m'occuper de moi. Entre boulot, métro, marmots, le temps passe trop vite et la fatigue l'emporte sur le reste. On se laisse aller sans y faire attention jusqu'au jour où on ne rentre plus dans son jean préféré. Alors là, vient le temps des bonnes résolutions et la première d'entre elle est de perdre du poids. On n'a plus le choix. Enfin, moi, je ne l'avais plus. J'ai donc décidé de m'accorder 2 heures de temps uniquement pour m'occuper de moi, et de moi seule. J'ai intégré un cours de Pilates, il y a un peu plus d'un an, sur les conseils d'une amie. Après les premières séances qui ont été pour moi une étape étrange – je n'avais plus fait de sport depuis le lycée – ça a été une révélation. J'ai vu fondre progressivement mon « petit » bidon et j'ai commencé à retrouver ma silhouette d'antan. Mes jambes aussi se sont fuselées et j'ai l'impression d'être en harmonie avec moi-même. Le Pilates est une gym douce qui respecte la physiologie du corps, le détend et le muscle. Elle transforme réellement l'aspect général. En plus, quand j'arrive stressée au cours, j'en ressors complètement détendue. Que demander de plus ?* »

**Nicolas, 26 ans :** « *Depuis que je suis ado, je souffre d'une scoliose. Outre la déformation de la colonne vertébrale, j'ai toujours eu des problèmes respiratoires. Entre mes séances chez le kiné pour la ventilation pulmonaire et le port du corset pour me soulager, j'en avais pris mon parti. C'est un physiothérapeute qui m'a parlé du Pilates, non pour corriger ma scoliose mais pour ma respiration. J'en ai parlé à mon médecin qui n'avait rien contre, mais qui a quand même fait un mot pour le prof. On a travaillé sur la respiration et sur les muscles dorsaux. Depuis quelques mois, j'éprouve une certaine légèreté corporelle. Je ne me sens plus oppressé au niveau du thorax. Et désormais, je maîtrise ma posture. Je me tiens droit et j'ai même l'impression d'avoir gagné quelques centimètres.* »

**Annie, 52 ans :** « *Il y a quelques années, j'ai fait un régime efficace pour la perte de poids mais désastreux pour la silhouette. J'avais la peau des bras qui pendait et une peau d'orange persistante sur les cuisses. Dès que ma prof a vu les dégâts, elle m'a dit : « OK On va travailler sur les muscles pour tout remodeler. Au bout de trois mois, il n'y paraîtra plus. » J'étais sceptique. Eh bien, croyez-le, ça a marché. Maintenant, je n'hésite plus à me mettre en maillot de bain sur la plage. Je continue le Pilates car plus j'en fais, plus mon corps se tonifie. Je le conseille à toutes celles qui veulent retrouver une jolie silhouette.* »

par les limites corporelles. Après seulement quelques séances les bienfaits se font ressentir. Les exercices deviennent de moins en moins fastidieux à réaliser. Et l'on est prêt à se lancer de nouveaux défis, à envisager de s'essayer à de nouveaux exercices.
Grâce à la méthode Pilates, votre corps retrouve petit à petit sa souplesse et un meilleur maintien. Elle permet de réduire les risques de microtraumatismes musculaires ou articulaires. Elle améliore l'équilibre du système moteur. Et, après tout effort, on observe une meilleure récupération du corps. Toutefois, la souplesse exige de la régularité. Pour que cette aisance retrouvée perdure, il est nécessaire de pratiquer les exercices au moins deux fois par semaine et, si possible, quotidiennement quelques minutes chez soi.

## Pour retrouver des muscles toniques

Le corps humain comprend plus de 640 muscles qui constituent 43 % du poids total de notre corps. Outre le cardiaque, il existe deux sortes de muscles. Les muscles striés recouvrent le squelette. Ils bougent sous l'effet de notre volonté. Les muscles lisses sont en contact avec les organes. Ils ne sont pas sous le contrôle direct du système nerveux. Si on n'utilise pas ses muscles, ils s'atrophient. Celles et ceux qui ont déjà porté un plâtre ont pu le constater. Avec une vie sédentaire, le manque d'activités et l'âge venant, les muscles perdent de leur élasticité et leur tonicité. La fonte musculaire est alors relayée par les adipocytes. Ce sont des cellules adipeuses spécialisées, pour notre plus grand bonheur, dans le stockage de graisse. La surcharge pondérale, qui sollicite plus que permis le système musculaire, le vieillit prématurément. Enfin, l'anxiété et les tensions nerveuses provoquent des contractions musculaires néfastes. Voilà pour l'état des lieux. Maintenant, comment y remédier ? Mais par le Pilates !
En activant les muscles faibles et en étirant les muscles tendus, les exercices de la méthode Pilates les renforcent et les rallongent. Elle ne favorise pas le développement isolé d'un muscle mais plutôt le développement harmonieux du corps. La méthode s'appuie pour cela sur des enchaînements accompagnés d'accessoires spécifiques : ballons, bandes élastiques et autres rouleaux. Les mouvements des exercices sont fluides, lents et contrôlés pour permettre un travail en profondeur sur les muscles. Ils ont pour but de détendre les groupes musculaires raides (dos, épaules, nuque) et de tonifier les groupes musculaires relâchés (abdominaux, fessiers). Au début, vous sentirez certains muscles dont vous ignoriez jusque-là l'existence, mais très vite vous éprouverez du plaisir à les travailler. En cas de certains maux, le Pilates s'avère être souvent efficace. Il permet, par exemple, de lutter efficacement contre les douleurs dorsales dues

le plus souvent à de mauvaises postures. Il est aussi une aide précieuse si vous souffrez de problèmes articulaires. En effet, en renforçant les muscles qui protègent les articulations, le Pilates aide à vous soigner. Il en découle une prise de conscience de son propre corps et du fonctionnement de ses muscles. Grâce à la méthode Pilates, vous équilibrez votre musculature tout en vous débarrassant des tensions. C'est une méthode exceptionnelle pour remodeler son corps. En tonifiant les muscles des fesses, des cuisses et du ventre, elle est un précieux atout pour façonner une silhouette fine et élancée. Une sensation de bien-être corporel et de regain d'énergie complète à merveille ce tableau idyllique.

## Pour une meilleure circulation sanguine

Travailler sur les muscles, c'est aussi travailler sur la circulation sanguine. Car la circulation sanguine apporte à ces derniers l'oxygène, le sucre, la graisse et les protéines dont ils ont besoin pour bien fonctionner. Bien travailler sa musculature, c'est favoriser la dilatation des vaisseaux. La circulation sanguine est alors stimulée et les toxines éliminées. La méthode Pilates propose toute une série d'exercices d'étirements, notamment en fin de séance pour soulager les tensions musculaires. Ainsi, on réduit peu à peu la congestion due aux exercices. Cela permet d'activer la circulation sanguine, donc d'améliorer l'élimination des déchets et de favoriser la récupération après l'effort. C'est une remise en route du métabolisme. Des muscles mieux oxygénés, c'est éviter les crampes nocturnes, les gonflements des chevilles et les fourmillements. C'est aussi retrouver une qualité de sommeil indéniable. De plus, grâce aux exercices proposés, vous éviterez la rétention d'eau. Ce qui entraînera une régénération de la peau. Le Pilates offre aussi l'avantage d'éviter la fibromyalgie. Pas d'inquiétude, ce n'est pas une maladie. C'est plutôt un désagrément dont les symptômes principaux sont des douleurs diffuses, la raideur musculaire et la sensation d'une grande fatigue. Peut-être vous reconnaissez-vous dans ce portrait, surtout si vous vous entendez dire : « *J'ai mal partout* » ou encore : « *Je suis sur les genoux alors que je ne fais rien.* » La méthode Pilates vous suggère également des mouvements simples et discrets à pratiquer dans un avion, afin d'éviter tout problème de gonflements lors des longs trajets. En étant plus fluide, la circulation sanguine tonifie et raffermit les tissus par ses effets « anticapitons ». La peau n'est plus flasque et retrouve une seconde jeunesse. Adieu cellulite, jambes lourdes et autres troubles du sommeil. Avec ses exercices ciblés, la méthode Pilates, c'est l'effet 3 en 1 ! Elle stimule le retour veineux pour des jambes légères. Elle relance la circulation lymphatique. Elle draine les toxiques. Mais surtout, tous ces bienfaits ne prétendent qu'à un seul résultat : l'affinement de la silhouette.

# Plus musclé ou plus souple ?

Et pourquoi pas les deux ? En plus d'un mieux-être général, le Pilates promet un corps plus musclé et plus souple. Et l'avantage avec le Pilates, c'est que chaque partie du corps y passe, pour un résultat optimal.

Un corps tout neuf après 30 séances de Pilates, vous y croyez ? Voilà en tout cas ce que promettait Joseph Pilates, inventeur de la méthode qui porte son nom dans les années 1920. Comment ? Grâce à une discipline qui muscle en douceur chaque partie du corps, qui étire les différents groupes musculaires et qui permet de retrouver ligne et équilibre. Résultat ? Un corps tonifié, une silhouette redessinée, une souplesse retrouvée et une allure générale vraiment modifiée. Pour cela, on privilégie l'action de l'esprit que l'on engage dans chaque mouvement. On le recrute afin de contrôler chaque muscle sollicité durant un exercice. Et les résultats sont là. *« En travaillant le corps dans son ensemble, on finit forcément par corriger les défauts qui nous gênent*, certifie Ismaël, professeur de Pilates. *À celles qui me disent qu'elles veulent gommer leur cellulite, je dis que le Pilates peut les aider. À ceux qui me montrent leur bouée disgracieuse, je réponds la même chose. Idem pour ceux qui se plaignent de leurs bras trop flasques ou de leur taille trop épaisse. Quel que soit son défaut, son complexe, le Pilates apporte la solution sans douleurs ni contraintes. Que demander de plus ? »* Avec le Pilates, c'est coup double, muscle et souplesse.

## Objectif : abdos toniques

Messieurs, c'est la fin d'un tabou… Sachez que vos poignées d'amour n'en ont que le nom. Appelons un chat un chat, un bourrelet, un bourrelet. Mesdames, idem, OK pour une petite brioche mais pas la boulangerie tout entière ! Alors sans courir après des tablettes de chocolat ultra dessinées ni une taille de guêpe façon corset, admettons qu'un ventre plat et ferme, quand même, ça le fait. Pas facile ? Évidemment, le Pilates associé à des pots entiers de pâte à tartiner consommée à la cuillère et des litres de bière avalés devant un match de foot ne peut pas grand-chose. En revanche, pratiqué de manière régulière et dans le cadre d'une alimentation équilibrée, tant que faire se peut, les résultats peuvent rapidement être là. En effet, l'attention de tous les instants portée sur la stabilité du tronc, le fameux « centre énergétique », en renforçant les muscles abdominaux profonds que sont le transverse et les obliques, offre d'excellents résultats : ventre plat, abdos redessinés et bien fermes. Sans compter que nombre de mouvements se font en rentrant au maximum le ventre, moyen ultra efficace de solliciter la sangle abdominale en douceur et en profondeur. « *Il y a beaucoup de façons différentes de solliciter les abdominaux* dans la méthode Pilates, explique Lydie,

## Deux exercices pour s'assouplir

**Exercice 1**

Position de départ : allongé sur le côté, épaules et hanches bien alignées.

Mouvement :

1. Tendre les jambes, pieds au sol, tout en respectant toujours l'axe du corps.
2. Poser la tête sur le bras allongé, perpendiculaire au sol, puis l'autre bras devant le buste, de façon parallèle.
3. Expirer en rentrant le ventre puis inspirer en contractant les muscles abdominaux tout en levant les deux jambes.

Attention, à aucun moment les jambes ne doivent toucher le sol ni le bras servir d'appui ou de levier.

**Exercice 2**

Position de départ : assis en tailleur, le dos bien droit. Tout au long de l'exercice, il est important de respirer le plus naturellement possible, en expirant profondément et régulièrement.

Mouvement :

1. Placer sa main gauche sur la hanche et lever le bras droit.
2. Se pencher vers la gauche en se pliant à la taille, en gardant toujours le dos bien droit. Faire ce mouvement lentement, en descendant progressivement.
3. Lorsque la sensation d'étirement est maximale, garder la position pendant 15 à 30 secondes.
4. Revenir ensuite à la position de départ lentement, sans mouvement brusque.

Accroître progressivement la durée de l'étirement au fur et à mesure des séances.

professeur de Pilates. *On peut travailler sans accessoire, au sol, mais aussi à l'aide d'un gros ballon, du bosu ou encore de boudins en mousse ou d'élastiques... Et en salle, plutôt en cours particulier car on ne peut pas en mettre suffisamment pour tout le monde, on fait appel à des engins plus encombrants comme le Reformer, le Cadillac et la Chaise Wunda...* » L'important est toujours de privilégier le placement du corps et non l'effort. « *J'ai retrouvé ma taille de jeune homme,* raconte Wilfried, 44 ans. *Cela fait tout juste six mois que je me suis mis au Pilates et je n'en reviens pas. Alors c'est sûr, ça tiraille un peu au début. Mais quand même nettement moins qu'avec des abdos-crunchs classiques. Même quand on est censé travailler un exercice visant le renforcement des cuisses, on sollicite les abdos, c'est impressionnant. Il faut systématiquement rentrer le ventre, travailler énormément sur l'équilibre, quand on s'allonge sur le ballon par exemple... C'est super ludique et autant efficace qu'une séance classique au sol ou aux espaliers.* » Un résultat d'autant plus satisfaisant qu'une sangle abdominale renforcée, en plus de conférer un ventre plat des plus esthétiques, aide à soulager les problèmes de dos, à stimuler les organes et activer le transit intestinal...

## Objectif : cuisses fermes, bras toniques

Là encore, le Pilates s'avère être un atout précieux dans la recherche d'une cuisse ferme et galbée, et d'un bras moins ramollo. Au niveau des jambes d'abord. Le travail excentrique (c'est-à-dire en élongation contrôlée du muscle) permet d'éviter les muscles dits « en boule », trop courts et volumineux, peu esthétiques, notamment chez la femme. Il s'agit en fait de solliciter les muscles en résistance et non en force comme lors d'une séance de musculation plus classique. « *Je suis allergique au sport*, explique Sabine, 38 ans. *Rien qu'à lire le mot dans les magazines, je fais une crise d'urticaire. Mais bon, à un moment, j'ai bien dû me rendre à l'évidence. Crèmes anticellulite, massages drainants... Rien n'y a fait, la cellulite avait bien l'intention de s'installer sur mes cuisses ! Et ça, c'était hors de question. Du coup, OK, il fallait que je me trouve une activité physique pour m'aider à lutter contre ce fléau. Mais pas trop violente hein, l'activité. Ni trop dure. Et puis je ne voulais pas transpirer comme un bœuf. Ni souffrir le martyre. Bref, le truc qui n'existe pas. Eh bien si ! J'ai lu un article un jour sur le Pilates. Quoi, que lis-je ? "Douceur, équilibre, tonifier, bien-être, corps tout neuf, pas de courbatures." Je me suis inscrite illico dans une salle qui dispensait des cours de Pilates. Et voilà le résultat : taille 38 fillette, moi qui faisais un bon 40, cuisses fermes et adieu la cellulite !* »

Pour celles et ceux souhaitant davantage s'attarder sur leur buste et leurs bras, aucun problème, le Pilates est fait, aussi, pour ça. Notamment grâce à un engin au

## Deux exercices pour se muscler

**Exercice 1**

Parties du corps ciblées : cuisses et fessiers. Pour cet exercice, se munir de poids pour les chevilles de 500 g à 1 kg selon sa condition physique (qui se trouvent dans tous les magasins de sport) et d'un coussin triangulaire.

Position de départ : allongé sur le côté, la tête surélevée, en veillant à ce que le bassin reste bien stable, sans crispations. Le ventre doit être rentré tout au long de l'exercice.

1. Expirer, remonter le bassin (le périnée) en rentrant le ventre et lever la jambe pliée. La faire ensuite pivoter vers l'extérieur.

2. Inspirer, le ventre toujours rentré et étendre lentement la jambe en gardant le même axe. Le coccyx est toujours collé au sol.

3. Expirer. Une fois la jambe tendue, fléchir le pied puis abaisser la jambe, toujours tournée vers l'extérieur, le pied en flexion, à quelques centimètres du sol. Pendant la descente, étirer la cuisse jusqu'au talon. Veiller à ne surtout pas cambrer le dos.

4. Inspirer et ramener la jambe parallèle à la hanche. Tendre la pointe du pied.

5. Expirer et replier la jambe. Répéter l'exercice deux à trois fois.

**Exercice 2**

Parties du corps ciblées : cuisses, plus particulièrement l'intérieur.

Position de départ : allongé sur le côté, la tête surélevée, en veillant à ce que le bassin reste bien stable, sans crispations. Le ventre doit être rentré tout au long de l'exercice.

1. Prendre la jambe du dessus et placer le pied sur le sol, en face des hanches.

2. Enrouler sa main autour de la cheville.

3. Contracter les muscles de la cuisse de l'autre jambe et la soulever à environ 10 cm du sol. Maintenir la position pendant quelques secondes, puis abaisser la jambe.

4. Répéter 10 fois le mouvement puis passer à l'autre jambe.

nom barbare : le Reformer. Kézako ? Une sorte de lit constitué d'un cadre en bois monté sur courroies et muni d'un plateau coulissant, poulies et autres accessoires. De quoi travailler à plein régime les bras et le buste (mais aussi les abdos et les jambes), et ce sans sensation d'effort ni de muscle qui tire. Des ressorts permettent en effet d'ajuster le tout à des tensions plus ou moins grandes. La résistance est ainsi mieux contrôlée, comparé notamment au travail avec des haltères, et le mouvement s'en voit assisté, sollicitant du coup moins les ligaments et les tendons. « Là encore c'est du tout bénef, poursuit Ismaël. On retrouve rapidement des bras galbés, une poitrine plus ferme, un torse plus développé. En plus, les appareils sont vraiment polyvalents et permettent de varier les exercices ! On ne s'ennuie pas pendant une séance de Pilates ! »

## Objectif : grand écart et dos souple

Le Pilates propose un vrai travail visant à développer l'élasticité et la tonicité des muscles. On retrouve ainsi toute sa mobilité au niveau des articulations et une réelle flexibilité dans ses mouvements au quotidien. Beaucoup le comparent d'ailleurs souvent à un yoga ou un stretching, en plus dynamique. D'ailleurs, ces disciplines ont en commun la grande importance qu'elles accordent au souffle, à la respiration consciente, lente et profonde. Grâce au Pilates, on délie petit à petit les articulations et on augmente leur mobilité, on rétablit l'alignement de la colonne vertébrale, toujours dans le respect de sa physiologie, avec le bassin, on corrige une posture tassée par les années, on allonge chaque muscle, on le contrôle mieux, sans jamais le surtaxer. En mettant même au repos les muscles trop souvent engagés dans notre quotidien et en sollicitant davantage les muscles qui ont tendance à être relâchés. « *Il s'agit en quelque sorte de réorganiser le corps tout entier, d'entretenir l'équilibre de notre structure anatomique,* explique Ismaël. *Les mouvements s'en trouvent optimisés et on gagne en amplitude, au fil des séances. Mais toujours sans forcer. Et on agit parfois sur des chaînes musculaires entières pour un étirement global et des positions plus justes.* » Et après quelques séances de Pilates seulement, on commence à ressentir les bénéfices. On s'assouplit. Certes, il s'agit parfois d'un gain, d'une progression infime, mais tout de même. Certains adeptes prétendent même avoir pris des centimètres. « *J'ai gagné en assurance,* explique Julien, 36 ans, qui pratique le Pilates de manière régulière depuis un an et demi. *Avant, rien que pour faire mon lacet dans la rue, j'avais l'impression d'avoir 70 ans ! Il fallait absolument que je trouve un muret sur lequel appuyer mon pied. Ça tirait dans la colonne vertébrale, j'étais rouillé avant l'âge. Pire, j'étais même tassé. Au point de n'avoir vraiment aucune allure en costume. Tout rabougri. Mais maintenant, j'ai pris en assurance. Ma démarche est plus sûre. Bon, OK, je ne fais pas encore mes lacets jambes tendues ni le grand écart, mais quand même. J'ai vraiment gagné en amplitude dans mes mouvements. Ma silhouette s'est comme affinée, je suis moins trapu.* » Il est vrai qu'en améliorant la perception corporelle, le Pilates aide à bouger avec plus d'aisance, de manière effective. On marche, on soulève, on porte, on saute et on court même plus facilement. C'est tout l'intérêt de travailler le corps dans son ensemble. De privilégier la recherche de l'équilibre, du maintien parfait, du port de tête assuré et de la fluidité dans le geste.

## Mieux dans son corps

Pour les femmes, les bénéfices sur le physique de la méthode Pilates ne sont plus à démontrer : cellulite gommée, taille affinée, bras tonifiés, poitrine raffermie, fesses plus rebondies, silhouette allongée, démarche plus féline... Pour les hommes non plus d'ailleurs : abdominaux redessinés, bras plus musclés, dos plus souple, cuisses fermes, fesses toniques, port de tête corrigé, posture générale redressée... Des corps en forme donc, boostés par un regain d'énergie positive, pour des personnes plus épanouies, plus sûres d'elles, ayant reconquis un corps dont elles sont désormais fières. Gagner en muscles et en souplesse, finalement, permet de se sentir mieux, de bouger mieux. Et un corps dans lequel on se sent bien est un corps que l'on aime, et inversement. On l'entretient, on évite les excès alimentaires, et on continue de pratiquer le Pilates régulièrement ! Ce qu'il y a de bien d'ailleurs, avec cette méthode, c'est que la liste des bénéfices ne s'arrête jamais de s'allonger. Plus musclé, plus souple, plus en forme, plus sûr de soi. En plus, les exercices sont si nombreux et si variés, sur machines ou au sol, avec ou sans accessoires, qu'ils surprennent encore, même après plusieurs mois de pratique régulière. « *Je ne m'ennuie jamais aux cours de Pilates ! Je me demande même toujours quels muscles je vais découvrir au cours de la séance qui vient,* explique Naïma, 25 ans, élève de Lydie depuis un an. *Le Pilates est devenu mon allié bien-être par excellence. Je m'en sers au quotidien, parfois sans même m'en apercevoir. En soirée, quand je veux porter une petite robe noire sexy et moulante, sans complexe aucun, je remercie le Pilates. Quand je monte mes packs d'eau dans mon appartement, au cinquième étage de mon immeuble sans me faire mal au dos, je sais que c'est grâce au Pilates. Quand je peux manger tout ce qui me fait envie au restaurant alors que mes copines picorent une pauvre salade verte avec une larme de vinaigrette, je pense à ma séance de Pilates du lendemain qui me fera éliminer tout ça. Quand mon petit ami s'extasie devant ma souplesse lors des câlins quatre étoiles, merci encore le Pilates !* »

# Soulager le dos

## Certes, le Pilates joue sur la silhouette, l'humeur, le teint... Il aide à rester en forme, à se sentir mieux... Mais quand un mal de dos survient subitement et nous cloue au canapé, que peut faire le Pilates ? Début de réponse.

Tout le monde, ou presque, a un jour ou l'autre été concerné par le mal de dos. En soulevant un meuble sans fléchir les genoux, à cause d'une literie vieillissante, d'une mauvaise posture au bureau, d'un faux mouvement à la salle de sport... Selon un sondage réalisé en 2000, environ 27 % des hommes et 36 % des femmes ressentent régulièrement des douleurs au dos. On estime même qu'il s'agit de la deuxième cause de consultation chez le médecin généraliste (soit 9 % des consultations). Alors oui, il y a les médicaments, les anti-inflammatoires, les séances chez le kinésithérapeute ou l'ostéopathe, la ceinture lombaire, les patchs chauffants, les massages. Plus ou moins efficaces, ces différentes méthodes peuvent certes calmer la douleur sur l'instant, et c'est finalement ce qu'on en attend, mais qu'en est-il dans la durée ? Comment éviter que le lumbago ne revienne au prochain déménagement ? Comment mieux supporter votre dos au quotidien ? C'est là que le Pilates intervient. Pratiqué régulièrement, il peut vous soulager durablement en agissant sur les causes mêmes des lombalgies. Le Pilates va vous aider à mieux bouger, mieux vous positionner, vous détendre et apaiser les tensions dans les lombaires... Et votre dos sera l'un des premiers bénéficiaires de ses bienfaits.

### Apprendre à corriger sa posture

Derrière l'écran, dans la voiture, au sport, au lit... La colonne vertébrale, admettons-le, en voit de toutes les douleurs. Entre le téléphone coincé entre l'oreille et l'épaule au bureau à longueur de journée, le matelas qui joue aux montagnes russes, le prof d'abdos-fessiers qui n'a pas assez d'yeux pour corriger tout le monde et qui laisse se creuser dangereusement la cambrure, notre posture générale est devenue, sinon catastrophique, au moins des plus douteuses.

Et cela se ressent sur notre allure générale, notre démarche, notre sommeil... « *En fait, plus vous vous tenez mal, plus vos muscles ont besoin de fournir des efforts pour rééquilibrer votre colonne et plus la position dite bien droite est difficile à tenir,* explique le Dr Nguyen, kinésithérapeute et ostéopathe. *Regardez autour de vous, combien de personnes ont les épaules arrondies et un dos tout courbé ? Une grande majorité !* » Mais le pire, c'est que cela finit par provoquer des douleurs récurrentes du côté de vos lombaires. De plus en plus fortes, de plus en plus souvent. « *La première chose à travailler, c'est la posture générale*, poursuit le Dr Nguyen. *Et pour ça, le Pilates est l'une des solutions que je préconise pour nombre de mes patients.* » Il s'agit en effet d'une discipline sportive très portée sur la conscience du corps, de sa structure et de sa posture. Le Pilates, pratiqué régulièrement, permet de rééquilibrer le corps dans son ensemble et chassant les tensions musculaires. Si la posture est améliorée, la colonne vertébrale absorbe mieux les chocs au quotidien, quand on court,

## Mal de dos, pourquoi, comment y remédier ?

L'avis du Dr Nguyen, kinésithérapeute et ostéopathe

*« Dans mon cabinet, je vois défiler toutes sortes de patients. De l'ado qui a voulu déplier son clic-clac et qui s'est fait mal au dos, au retraité qui a fait un faux mouvement en jardinant en passant par la mère de famille au foyer qui se plaint de douleurs dans la nuque... Bien souvent, ces personnes souffrent de problèmes de dos anciens, dont ils pensent connaître l'origine alors que ça n'est pas le cas. Tout n'est pas toujours déclenché par un seul mauvais geste. Le pire, ce sont les mouvements nocifs répétés, les postures inadaptées inconscientes du quotidien. La colonne se tasse, se tord et il devient parfois difficile d'intervenir tant ces mauvaises habitudes sont ancrées dans le comportement du patient. Deux ou trois séances d'ostéopathie aident à remettre en place les vertèbres, cervicales et lombaires, mais ça ne suffit pas toujours. D'où l'intérêt du Pilates. Il agit comme une véritable rééducation au niveau postural et permet de renforcer des muscles indispensables au bon maintien de la colonne. Ajouter à cela des nuits réparatrices, dans une position allongée appropriée bien sûr, et je devrai bientôt changer d'activité tant les patients risquent de déserter mon cabinet ! »*

quand on porte des charges lourdes... Elle gagne en flexibilité et le patient gagne en tranquillité. Chaque séance de Pilates agit comme une sorte de rééducation au niveau de votre dos. Nombre de mouvements, durant les cours, obligent à remettre les épaules en place, à se redresser. Et cette prise de conscience de la « bonne posture » suit le pratiquant au quotidien, plus ou moins consciemment. Et permet de comprendre que cette douleur récurrente au niveau des lombaires est probablement due à une mauvaise position devant le clavier au bureau. Que la gêne ressentie dans la nuque provient de cette vilaine position quand on regarde la télé. *« Durant ma formation*, explique Marina, professeur de Pilates, *on comparait le corps à un arbre. Celui-ci tire sa force de ses racines, de son tronc. Pas de ses branches. Le corps humain lui ressemble. C'est en renforçant nos racines, en corrigeant la position de notre tronc, que notre corps retrouvera stabilité, aisance et équilibre. »*

## Apprendre à mieux bouger au quotidien

Quand vous portez le petit dernier d'un bras, bien calé sur la hanche, quand vous nagez, à la salle de gym, en rentrant avec un sac de courses dans chaque main, en montant les escaliers dans les transports... Vous l'avez compris, à force de l'entendre et de le lire partout, il faut bouger au moins 30 minutes par jour pour rester en forme. Certes. Mais pas n'importe comment. *« Beaucoup de mes élèves, lorsqu'ils ont démarré les cours de Pilates, créaient des porte-à-faux durant les différents exercices. Leurs positions ainsi que leurs mouvements n'étaient pas justes mais ils ne s'en rendaient pas compte. En les corrigeant au fil des séances, ils ont compris que leurs séances de muscu passées, que les kilomètres engloutis à la natation n'avaient pas forcément été bénéfiques pour leur dos car ils avaient adopté de mauvaises postures dans l'exercice depuis des années. Ils n'auraient jamais soupçonné que le sport qu'ils pratiquaient était responsable de certaines de leurs douleurs, au contraire »*, poursuit Marina. Alors le sport, oui, mais attention à ne pas créer davantage de faiblesses, de tensions. À ne pas se faire plus de mal que de bien. Et là aussi, le Pilates peut vous aider. *« Cela fait maintenant un an que je suis les cours de Marina deux fois par semaine*, confie Pierre, 37 ans. *Avant, je soulevais de la fonte quatre fois par semaine à la maison, sur mon banc de musculation. Bien sûr, les résultats sur mon apparence physique étaient indéniables. En revanche, c'est aussi à cette époque que j'ai eu deux arrêts de travail à cause de douleurs inexpliquées dans le bas du dos. Depuis j'ai compris. Ma colonne vertébrale était dans une position déplorable quand je travaillais mes biceps avec un haltère. J'étais complètement en porte-à-faux. Depuis, j'ai*

## La nuit, amie ou ennemie ?

Si le sommeil compte de nombreux bienfaits, il peut aussi devenir un ennemi redoutable. Notamment pour votre dos. En effet, allongé, les contraintes de la pesanteur s'exercent différemment sur le corps et une position inadaptée la nuit ou une mauvaise literie peuvent provoquer des troubles non négligeables (lombalgies, scolioses et autres). « *En général, j'interdis, ou du moins je déconseille très vivement à mes patients de s'endormir sur le ventre,* explique le Dr Nguyen. *Cette position implique une mauvaise position de l'atlas, la première vertèbre sur laquelle repose le crâne, et crée un déséquilibre de la colonne en forçant le patient à se cambrer davantage. En fait, le problème avec les personnes qui dorment sur le ventre, c'est la façon dont elles posent leur tête sur l'oreiller, surtout si celui est très épais. La colonne vertébrale doit rester au maximum alignée durant le sommeil, même si, bien sûr, une fois endormis, ils ne contrôlent plus vraiment leur position.* »

**Trouver la bonne position pour dormir**

Le plus dur dans la position d'endormissement, c'est d'en changer. En effet, il s'agit bien souvent d'une sorte de rituel qui facilite la venue du sommeil… Quoi qu'il en soit, que vous dormiez sur le dos ou le ventre, évitez au maximum d'avoir le ou les bras au-dessus de la tête et si vous le pouvez, privilégiez la position sur le côté, qui permet un meilleur alignement de la colonne. Par ailleurs, le matelas a tendance à agir comme un moule autour du corps. Du coup, il moule aussi les défauts de positionnement et vous incite ainsi à reprendre, nuit après nuit, la même position, même inadaptée.

**Trouver la bonne literie**

Sachez qu'une literie est considérée comme « bonne » à partir du moment où elle vous convient, qu'elle vous permet de passer de bonnes nuits, réparatrices et sans douleurs au réveil (en tenant néanmoins compte de sa durée de vie : 10 ans dans des conditions normales d'utilisation, c'est-à-dire adaptée au poids du ou des dormeurs). Un lit trop mou, défoncé par les années, s'avère indéniablement mauvais pour le dos. L'essentiel est donc d'essayer son matelas au moment de l'achat (évitez de préférence les achats par correspondance ou sur Internet). On privilégiera tout de même un matelas assez ferme, sachant que la fermeté du couchage dépend du poids de chacun. Une personne de 50 kg aura en général tendance à opter pour un lit plus souple qu'une personne de 80 kg.

*corrigé tout ça. Je continue l'entraînement, mais finies les douleurs dans les lombaires !* » Ainsi, le Pilates, seul ou en complément d'un autre sport, permet de corriger de mauvaises habitudes posturales qui déforment la colonne vertébrale et créent des tensions dans les lombaires et les cervicales, de diminuer les risques de traumatismes et de blessures lors des séances d'entraînement, de corriger les scolioses, de soulager les articulations, etc. On se redresse, on rentre le ventre, épaules en arrière... même la démarche devient plus aérienne. Appliqué au quotidien, le Pilates aide à prendre conscience de son corps, naturellement, dans chacun de ses mouvements, sans douleurs ni contraintes.

## Renforcer les abdos pour soulager le dos

Pour stabiliser le tronc et offrir un meilleur maintien, le Pilates agit en profondeur sur la sangle abdominale. Des abdominaux plus toniques et plus forts permettent de contrôler la mobilité du bassin et de la colonne lombaire. Le principal muscle stabilisateur de la sangle abdominale est le transverse, mais le plancher pelvien intervient également dans le travail d'équilibre général du corps. Et c'est justement sur ces muscles, aussi appelés « centre énergétique », que le Pilates intervient en priorité. « *Notre mode de vie, de plus en plus sédentaire, fait que ces muscles sont de moins en moins engagés dans nos activités quotidiennes. Leur rôle stabilisateur est pourtant primordial. Souvenez-vous du tronc d'arbre*, explique Marina. *Si votre tronc, votre centre énergétique* (core en anglais, ndlr.) *n'est pas suffisamment fort, ce sont vos fondations qui sont bancales. Et comme un immeuble mal construit, vous finissez par pencher ou pire, vous écrouler. C'est la lombalgie.* » Mais il s'agit là d'un cercle vicieux. Une personne souffrant de lombalgie craindra la blessure ou le faux mouvement douloureux lors d'un exercice sportif. Du coup, elle limitera au maximum les séances d'entraînement et le sport en général. D'où un relâchement de la sangle abdominale entraînant naturellement fragilité et tensions musculaires au niveau du dos. Mais le Pilates, qui rend les muscles abdominaux plus flexibles et plus forts, le fait en douceur, sans traumatismes ni mouvements violents. En utilisant des objets comme les ballons, les ressorts, les élastiques, on induit des déséquilibres qui obligent le corps à faire appel aux muscles stabilisateurs que sont, entre autres, les abdominaux. Une majorité d'exercices demandent en effet de rentrer le ventre. Ainsi, on recrute les muscles profonds de la sangle abdominale, avec un travail de faible intensité, une résistance minime, sans sensation de fatigue ou de muscle qui tire. « *Attention, je conseille très souvent à mes patients de renforcer leurs abdominaux pour un meilleur maintien et pour soulager les lombaires. Mais il faut veiller à ne pas tomber dans l'effet inverse*, précise le Dr Nguyen. *S'allonger n'importe comment sur un tapis, les mains coincées derrière la nuque n'est pas la bonne méthode. Beaucoup se cambrent et traumatisent les lombaires. D'où l'intérêt du Pilates, surtout des premières séances qui apprennent à parfaitement bien se positionner, à engager les muscles profonds en douceur, intelligemment.* » Sans oublier, bien sûr, qu'en plus de dire au revoir au mal de dos, vous affinerez durablement votre silhouette avec un ventre plat et une taille bien dessinée. Ou comment joindre l'utile à l'agréable.

## On inspire, on souffle, on se détend...

Le mal de dos est également très souvent lié au stress qui, au départ, est une réaction naturelle de l'organisme pour le protéger d'une agression, physiologique ou psychologique, en augmentant notamment le tonus musculaire. Seulement, si le stress s'installe, les tensions s'accumulent, notamment au niveau des cervicales, les muscles sont tendus, on ressent comme des nœuds tout au long de la colonne vertébrale... Mais là aussi, le Pilates peut être une solution. En réapprenant à respirer, vous permettez une meilleure oxygénation du sang. « *Le Pilates m'a aidée à relativiser beaucoup de choses, notamment au boulot*, raconte Claire, adepte depuis un an. *Quand ma collègue m'agace, ce qui est assez fréquent, plutôt que de me crisper derrière mon bureau et de serrer les dents comme avant, je vais m'isoler dans le couloir. Là, j'inspire profondément par le nez en gonflant exagérément le ventre, je vide ensuite totalement mes poumons par la bouche, et ce trois fois de suite. Les bienfaits sont immédiats. Je me suis recentrée sur moi, je suis détendue, et je ne la vois même plus. Effet garanti !* » Sans compter que le Pilates aide à préserver le sommeil, dont un manque accentue indéniablement les effets du stress. De plus, l'effort physique libère des endorphines, dites « hormones du bonheur » : vous êtes plus zen, détendu, et les tensions accumulées disparaissent peu à peu.

Ainsi, que vous souffriez de lombalgies chroniques, que vous soyez juste sujet à quelques tensions dans les cervicales ou que vous souhaitiez simplement éviter l'apparition de ce genre de problèmes, le Pilates peut vous venir en aide efficacement, doucement, durablement. Il s'adresse à toutes et tous, sans limite d'âge, sans contrainte physique, sportifs comme sédentaires. En agissant sur les causes mêmes du mal de dos, qu'elles soient physiques, physiologiques ou psychologiques, il soulage et éloigne tout risque de récidive. Meilleure posture dans les mouvements du quotidien, sport mieux pratiqué, tronc et bassin bien équilibrés, sangle abdominale renforcée et stress éradiqué : le Pilates est incontestablement un allié de choix dans la lutte contre le mal de dos.

# Une concentration optimale

**Difficile de parler du Pilates sans évoquer ses nombreux bienfaits sur le plan mental, notamment sur les facultés de concentration. Comment agit-il réellement à ce niveau ? Zoom sur une discipline qui booste nos neurones.**

Des moyens de se déconcentrer, voire de se disperser, il en existe un nombre incalculable. Au bureau notamment. Du coup de pompe, classique, de 11 heures aux coups de klaxon stridents dans la rue ou aux rires des collègues en passant par les nuits trop peu réparatrices, on pourrait croire que parfois, tout est fait pour perturber la concentration. Et voilà, on lève le nez, on pense à autre chose, on n'est plus à ce que l'on fait, on perd le fil de ses activités. D'où une baisse de rendement qui ne plaît pas toujours à tout le monde. « *Parfois, j'ai l'impression d'être redevenue élève de primaire, quand mes institutrices notaient sur mon carnet que je manquais d'attention en classe*, constate Juliette, 40 ans. *Mon mari claque même des doigts devant mon visage par moments pour attirer de nouveau mon attention. Je m'égare, je n'écoute plus, je rêvasse sans même m'en rendre compte. C'est vraiment agaçant, pour moi, mais surtout pour mon entourage. Bon, heureusement, ça ne m'arrive pas tous les jours, c'est plutôt quand j'ai eu un coup de bourre au boulot ou après une petite insomnie.* » Alors pour toutes celles et ceux qui ont trop souvent la tête ailleurs, et quelle qu'en soit la raison, le Pilates peut devenir une solution efficace, ludique et peu contraignante.

## La concentration, principe de base du Pilates

Pour qu'un mouvement de Pilates soit efficace, il est essentiel de se concentrer. D'être minutieusement centré sur soi. Il s'agit d'un travail très méticuleux de connexion entre le corps et l'esprit, durant lequel il faut sentir chaque muscle que l'on souhaite solliciter afin de le recruter et de le mettre en marche après avoir remis chaque rouage du corps à sa juste place. « *Tout se passe très lentement durant un cours,* raconte Ismaël, professeur de Pilates. *Il faut prendre le temps d'adopter la bonne posture. Penser à garder le ventre rentré en permanence. Les fesses serrées. Impossible d'avoir la tête ailleurs ou de discuter avec son voisin...* » Il s'agit en fait d'engager l'esprit dans chacun des mouvements du corps afin de comprendre et d'accompagner le travail durant l'exécution d'un mouvement. « *Plus facile à dire qu'à faire*, précise Ismaël. *Beaucoup d'élèves ont du mal au départ. Car en plus d'adopter la bonne posture de travail, ils doivent penser à respirer au bon moment, compter les temps. Bien sûr, je le fais avec eux, je compte... Mais je ne peux pas être derrière chacun, ils sont forcément seuls à un moment ou un autre.* » En fait, pendant un exercice, il faut en permanence que l'esprit soit attentif afin de prendre pleinement conscience du schéma corporel. Il faut être capable de ressentir et surtout de discerner les muscles mis en tension et les muscles relâchés lors de chaque mouvement. Ne nous y trompons pas, si certains exercices du Pilates semblent simples à reproduire, il n'en est rien. En tout cas, tous ne le sont

## Astuces anti coup de pompe

Quand le coup de mou se fait sentir et qu'il faut agir, voici quelques bons aliments pour rebooster le corps et l'esprit.

– **Le plein de fruits.** Miser sur le kiwi pour le coup de fouet immédiat, il s'agit d'un des fruits frais les plus riches en vitamine C, en potassium, en calcium, en magnésium et divers oligo-éléments qui contribuent à la protection de l'organisme.

– **Le café**, avec modération. La caféine allonge la durée de vigilance et retarde l'apparition de la sensation de fatigue, notamment lors des tâches intellectuelles. Attention, pas après 16 heures, elle peut nuire à l'endormissement.

– **L'eau.** L'eau minérale est un véritable antifatigue à boire ! Le mieux est de la choisir riche en sels minéraux.

– **Les fruits secs.** Abricots, pruneaux, bananes. Ils contiennent 4 à 5 fois plus de nutriments que leurs équivalents frais. Les fruits secs ou les graines oléagineuses constituent une excellente source de minéraux, notamment de potassium et de magnésium.

Et si la fatigue se fait trop pressante, optez pour une micro-sieste. Il s'agit d'un sommeil léger de quelques minutes (moins de 10) qui permet une récupération physique et psychique. Elle diminue le stress et augmente les facultés de concentration. Elle se pratique plutôt en position assise : idéale au bureau.

pas et nécessitent une grande concentration pour être exécutés de manière précise. « *Têtes de linottes s'abstenir !*, explique Arnaud, élève d'Ismaël. *Après quelques semaines de Pilates, j'avais trop pris confiance. Du coup, je blablatais avec ma voisine de tapis… Je me permettais même de la conseiller genre "T'inquiète, je maîtrise, rentre le ventre blabla…" J'étais persuadé d'avoir pris le pli et d'exécuter parfaitement les mouvements. Jusqu'au jour où Ismaël s'est penché sur moi, a repositionné mes épaules, remis mon pied en place et m'a fait constater que j'inspirais au lieu de souffler, et inversement. J'étais complètement à côté de la plaque. Depuis, aussi charmante que soit ma voisine, je reste hyper concentré et je la branche après la séance, pas pendant.* » Une concentration de tous les instants qui permet au cerveau de s'habituer ou de se réhabituer à un travail pointilleux, parfois même laborieux, durant un laps de temps plus ou moins long et ce malgré le bruit environnant, inévitable dans un cours collectif.

## Je dors, donc je me concentre

Mode de vie toujours plus stressant, literies défaillantes, soucis en tout genre, alimentation trop grasse, environnement bruyant… le sommeil est bien souvent mis à rude épreuve. Insomnies et autres impatiences nocturnes sont le lot de nombre de personnes qui ne savent plus trop où donner de l'oreiller pour arranger leur sommeil. Or le cerveau a besoin de sommeil. Il s'agit même d'un besoin vital, au même titre que la respiration, l'alimentation… C'est en effet durant le sommeil que nous remettons à niveau nos différents stocks d'hormones et que beaucoup de fonctions biologiques se rééquilibrent. C'est également durant le sommeil que notre cerveau met en marche ses fonctions d'assimilation et de mémorisation. Et pour recharger les accus, physiques et intellectuels, il faut compter un minimum de 6 à 8 heures de sommeil, selon les organismes, par nuit. Et qui dit sommeil, dit bien évidemment sommeil réparateur, sans douleurs, sans cauchemars et, de préférence, sans interruption aucune. Utopie ? Pas forcément. Là encore, le Pilates peut intervenir en faveur de personnes au sommeil perturbé. « *Je piquais du nez, tous les jours, en début d'après-midi, pendant la digestion*, raconte Hakim, 33 ans, ingénieur en informatique. *C'était systématique, je devenais un chamallow, tout mou et plus bon à rien. Alors, au début, je mangeais à la brasserie avec les collègues… Trop riche, trop gras, trop lourd. Du coup, j'ai tenté les salades, plus light, en me disant que ma digestion en serait facilitée et que ce fameux coup de barre de l'après-midi disparaîtrait ! Eh bien non ! Il est vrai que je dormais assez mal. Je tournais et retournais dans mon lit. Je mettais même parfois plusieurs heures à trouver le sommeil… Mais depuis, j'ai écouté*

## Position du chien tête en bas

Position de départ : au sol à quatre pattes.

Paumes des mains au sol, les bras à l'aplomb des épaules (on retrouve l'écart des épaules entre les deux mains). Genoux et jambes au sol, cuisses à l'aplomb des hanches (on retrouve l'écart des hanches entre les deux genoux, les jambes et les pieds). Le dos reste bien droit, la tête toujours maintenue dans l'alignement de la colonne vertébrale.

Retourner les orteils et inspirer lentement. En expirant tout aussi lentement, monter le bassin vers le ciel. Tendre les jambes en poussant les talons vers le sol. Maintenir le dos droit, sans crispation, en poussant le torse vers les jambes. La tête et la nuque restent dans l'alignement de la colonne vertébrale et se positionnent entre les bras tendus.

Respirer calmement dans la posture en tournant le regard vers le nombril. Veiller surtout à ne pas arrondir le dos. Si la position semble trop difficile à adopter ou à maintenir, mieux vaut garder les genoux légèrement fléchis. Maintenir les paumes des mains fermement plaquées au sol pour repousser le poids du corps vers les jambes et pousser le bassin vers le ciel.

Cette posture doit répondre à deux exigences : être bien stable et ressentir la position agréable de façon à pouvoir installer le corps dans celle-ci longtemps, sans effort et facilement. Quand l'entraînement dans cette position permet de la garder fermement, de façon prolongée, tout en se sentant à l'aise, alors le but est atteint.

Le retour se fait tranquillement, en sens inverse, sans se laisser distraire ni se précipiter. Il est aussi important que la prise de posture.

Les effets :

– travailler le corps dans son ensemble ;

– étirer et renforcer les muscles des jambes ;

– étirer les nerfs sciatiques ;

– assouplir et détendre le dos, les jambes et les épaules ;

– oxygéner le cerveau pour booster mémoire et concentration grâce à la position inversée du haut du corps.

*ma mère et j'ai tenté le Pilates. Sans grande conviction je dois l'avouer. Et pourtant... Débarrassé des tensions musculaires, des petites douleurs sournoises dans le bas du dos ou la nuque, plus détendu, plus zen aussi, je dors comme un bébé. Fini les coups de pompe de l'après-midi, je reste opérationnel toute la journée !* » Le Pilates permet ainsi de retrouver un bien-être physiologique indéniable. Il joue sur le sommeil, l'humeur, l'énergie. Et pas seulement sur le plan physiologique : en aidant le corps à retrouver équilibre et maintien, le Pilates le soulage de ses tensions, déstresse en quelque sorte l'organisme et favorise une sensation de bien-être et de chaleur propices à un sommeil plus réparateur.

## Gérer ses émotions, garder le contrôle

L'objectif ? Ne pas se disperser, ne pas se laisser submerger par ses émotions quelles qu'elles soient (tristesse, colère, déception, joie), cultiver le lâcher-prise. La méthode ? Garder le contrôle en toutes occasions en travaillant notamment sur sa respiration. Le moyen ? Le Pilates. Mais encore ? Tout d'abord, le Pilates, pratiqué de manière régulière, met en place différentes techniques de respiration visant à énergiser la personne qui pratique. En résulte une réelle sensation de légèreté, de bien-être euphorisant. Du tout bon pour chasser le stress, gérer ses émotions et garder le contrôle en toutes circonstances. De plus, comme toute activité physique, la méthode Pilates permet la libération d'endorphines, dites « hormones du bonheur », facilitant ainsi l'élimination du stress et des troubles qui y sont liés. Or, ne pas se laisser submerger par ses émotions est essentiel dans la recherche de la concentration, tout élément perturbateur devant être sinon chassé, au moins mis de côté. « *Il est primordial de prendre le temps de respirer, de prendre le temps de réapprendre à respirer pour être plus exact*, explique Ismaël. *Le Pilates permet une sorte d'introspection, la connexion entre le corps et l'esprit est telle que nul ne doit pouvoir l'interrompre. En début de séance, je prends toujours quelques instants pour centrer les élèves sur eux-mêmes, les obliger à ne penser qu'à eux et leurs corps. Mettre de côté, le temps du cours, les enfants, les soucis, le boulot, la liste des courses... Il n'est pas indispensable de fermer les yeux mais cela peut être préférable, notamment pour les débutants. Ensuite vient le silence complet dans la salle et là, le cours peut commencer ; je sais que j'ai, ou plutôt que leur corps a, toute leur attention.* » Ainsi, en apprenant à prendre conscience de son schéma corporel, de ses muscles, de la façon de les contrôler, de les maîtriser et de les mettre en marche profondément, individuellement, on renforce cette connexion puissante entre le corps et l'esprit, le cerveau et les muscles. La concentration au cours des tâches journalières, au travail ou dans n'importe quelle activité s'en voit nettement améliorée. « *Avant, chaque fois que mon responsable de service me faisait une remarque, justifiée au demeurant, je perdais mes moyens et me mettais à brasser de l'air, oubliant ce que je faisais 1 minute avant. Idem pour les compliments*, se souvient Sarah, 29 ans, élève d'Ismaël depuis deux ans. *Maintenant, je relativise, je gère mes émotions. Je prends sur moi, je ne perds plus le fil de mes activités. Je me concentre en respirant. Et d'ailleurs, je fais moins de boulettes et mon responsable me fait moins de reproches.* »

## Booster le cerveau

L'un des piliers de la méthode Pilates n'est donc rien d'autre que la respiration. Et si elle aide à garder le contrôle, à gérer ses émotions avant qu'elles ne nous submergent et par là même à chasser le stress, celle-ci permet également de réoxygéner le sang et de régénérer les différentes cellules du corps. Le flot sanguin s'en trouve amélioré, notamment au niveau du cerveau, aidant ainsi à une meilleure concentration au quotidien. « *Il est vrai que je reste plus longtemps concentré depuis que je pratique le Pilates*, explique Nicolas, 22 ans. *Je suis étudiant à la fac et certains cours en amphi se déroulent dans un tel bazar qu'il n'est pas toujours évident de rester à l'écoute du prof. C'est vrai que le Pilates m'aide à me focaliser sur ce que je suis en train de faire, à ne pas me disperser. Durant les séances avec Ismaël, si l'on veut que l'exercice soit efficace, on ne peut pas se permettre de penser à autre chose. Les positions sont parfois tellement improbables et difficiles à maintenir ! En plus, je trouve que je mémorise avec plus de facilités qu'avant. Pratique pour mes études. Plus besoin de bachoter pendant des heures, je lis mes cours, je relis, je comprends, je percute, je retiens. J'ai gagné en temps et en énergie, royal !* »

Le Pilates est ainsi devenu un véritable allié forme, bien-être, pour le corps mais aussi pour l'esprit. Il permet en effet de rebooster les facultés de concentration en renouvelant les cellules, en cultivant le lâcher-prise. Les personnes pratiquant le Pilates depuis quelque temps se sentent plus actives, au travail, à la maison, durant leurs loisirs. Elles ont repris le contrôle de leurs émotions et de leurs activités, en se centrant sur elles-mêmes, minutieusement, profondément. Puis sur leur activité du moment, sans perturbations, sans interférences. Nombres d'entre elles évoquent d'ailleurs cette forte connexion qu'elles parviennent à mettre en place entre le corps et l'esprit, durant les cours à la salle de sport, certes, mais pas seulement. Le lien qu'elles ont appris à recréer, à entretenir, une relation intime entre le cerveau et les muscles. La tête et les jambes en quelque sorte.

# Pilates pour les sportifs

On aurait tort de penser que le Pilates n'est d'aucune utilité pour les sportifs qui ont déjà une forme idéale et un corps de rêve. Pourtant, loin d'être un substitut au sport, le Pilates en est au contraire un complément.

Avec ses quatre principes de base que sont la relaxation, la respiration, la concentration et l'alignement du corps, le Pilates demeure un excellent préparateur physique. Il permet notamment de mieux connaître son corps en faisant travailler, détendre et tonifier ses muscles. En améliorant ainsi le rendement musculaire, il prépare en douceur aux sports les plus exigeants.

Il en résulte une amélioration de l'aisance sportive et ce, quelle que soit l'activité que vous pratiquez. Vous découvrirez des aptitudes insoupçonnées : une harmonie entre votre corps et les mouvements qu'exige le sport, une force concrète, une nouvelle adresse corporelle ainsi que des performances dont vous ne vous doutiez pas.

Si vous êtes un adepte de la natation, grâce au Pilates vous ne sentirez plus les étirements harassants des bras. Si vous préférez le jogging, votre souffle s'en trouvera amélioré. Si, enfin, vous excellez dans un sport collectif, vous éblouirez vos coéquipiers par votre nouvelle énergie.

Le tonus qui parfois vous faisait défaut sera vite relégué aux oubliettes. C'est dans un perpétuel désir de bien-être que vous évoluerez désormais sans vous plaindre de douleurs ou de fatigue. Le Pilates est bien un préambule, une promesse à des prouesses, des exploits, voire des records...

## L'harmonie entre le corps et l'esprit

Dans la méthode Pilates, le physique et le mental sont étroitement liés, l'objectif étant de considérer le corps et l'esprit comme une entité unique. C'est vers cette optique que tous les exercices tendent. On le sait, nos pensées déterminent nos actions et visent à améliorer et optimiser nos performances physiques.

C'est dans ce cadre que le Pilates prend toute sa dimension. En alliant le sentiment d'effort à celui de performance, les exercices proposés nous subliment vers un dépassement de soi tant nous prenons conscience des possibilités de notre corps. Ces exercices demandent, en effet, beaucoup de précision, une attention accrue afin d'obtenir un contrôle total de notre corps. Assouplir sa musculature, c'est aussi destresser son esprit. Retrouver son souffle, c'est aussi pouvoir évacuer les tensions du quotidien. Et voilà bien cette sensation de satisfaire un corps sain associé à un esprit clair. Beaucoup d'activités sportives bénéficient du Pilates. Pour les cyclistes, la méthode douce atténue les mêmes gestes répétés en sollicitant d'autres muscles que les mollets. Les maux de dos, souvent combinés aux douleurs cervicales, peuvent être mieux surmontés. On a alors le sentiment que c'est tout le corps qui est maîtrisé.

Dans le domaine de la danse, l'efficacité de la méthode Pilates est reconnue depuis longtemps déjà. Grâce au travail sur les articulations, elle évite les nombreuses blessures aux professionnels qui n'hésitent plus à dépasser leurs limites,

## Les sportifs de haut niveau

Les sportifs de haut niveau sont soumis depuis leur enfance à un entraînement intensif et une discipline de fer. N'est pas Zidane ou Nadal qui veut… De plus, ils doivent constamment faire attention à ne pas se blesser. Cela pourrait compromettre leur carrière. Si bien que les coachs sportifs sont de plus en plus nombreux à se former à la méthode Pilates et à la proposer comme base de tout travail.

Comme l'affirmait Joseph Pilates, *« c'est par l'esprit que l'on construit son corps »*. Voici quelques grands sportifs qui font ou ont fait confiance à la méthode Pilates dans leur entraînement physique et psychique : Tiger Woods, Martina Navratilova, Roger Federer, Lance Armstrong ou encore les All blacks. Pat Cash, ancien champion de tennis australien qui a remporté Wimbledon en 1987, atteste : *« Les exercices de Pilates de niveau avancé ont été les plus difficiles de tous les exercices de remise en forme que j'ai pu faire. Mais, ils m'ont permis d'arriver au top. Aujourd'hui je continue à faire des exercices d'étirement de la méthode. »*

Matthew Pinsent, rameur britannique, médaillé d'or olympique dit de son côté : *« Le Pilates fait aujourd'hui partie intégrante de notre programme de formation. Les bénéfices pour nous, rameurs, sont une force accrue et une plus grande flexibilité. »*

se sachant ainsi mieux protégés. Très efficace dans la correction des anomalies posturales, c'est un procédé parfait pour réaliser des enchaînements, notamment en gymnastique. Quant aux marcheurs, ils trouveront dans la méthode Pilates un allié de poids. En effet, vous pouvez intégrer une bonne posture et un meilleur équilibre grâce aux exercices centrés sur l'alignement du corps. On vous l'assure, vous n'aurez plus la même allure. Un port altier, une respiration maîtrisée et une cadence harmonieuse feront de vous des randonneurs hors pair. Dans tous ces cas de figure, et dans bien d'autres encore, le Pilates stimule le mental pour permettre d'aborder notre sport favori en toute quiétude, à l'instar des compétitions qui jalonnent souvent un parcours sportif. En se sachant plus performant car plus serein, les challenges paraissent plus abordables. Au sein d'une équipe, cet enthousiasme et ce calme – oserait-on dire paix intérieure ? – peuvent faire des émules. Votre bien-être rayonne et beaucoup aimeraient faire preuve de la même vitalité, du même self-contrôle.

## Que la force soit avec toi

Toutefois, il est des sports qui requièrent bien plus d'investissement physique, bien plus de force, et notamment de force musculaire. Cette dernière croît jusqu'à environ 20 ans. Au-delà, elle décline. La force musculaire est la capacité d'un muscle d'exercer une force contre une résistance. C'est la force isométrique. Afin d'augmenter sa force musculaire, la méthode Pilates propose des exercices adaptés à chacun en fonction du sport pratiqué. Elle prend en compte la force relative de chaque individu. De la taille d'un muscle dépend sa force. S'il est fin, il ne peut pas être très fort. Il y a en effet une corrélation entre la taille du muscle et sa force. C'est la force relative. C'est pour cette raison que dans certains sports comme la boxe et le judo, les combattants sont classés par catégorie de poids. Le Pilates aide à améliorer ce ratio en développant le volume musculaire. Elle permet à chaque groupe musculaire de se consolider. Elle renforce le corps en stabilisant les articulations et la circulation sanguine. Cette optimisation entraîne l'augmentation de la force musculaire, y compris en ce qui concerne le cœur.

Il existe deux types de sport en matière de travail musculaire. Les sports bilatéraux, comme l'aviron, la course à pied, le ski de fond ou le tir à l'arc, font appel aux muscles des deux côtés du corps. Le travail de renforcement se fait donc harmonieusement. Les sports unilatéraux n'utilisent qu'un seul coté du corps à la fois. C'est le cas, par exemple, du tennis, du squash, du golf ou du badminton. Ces sports représentent un certain risque pour le dos car ils sont source de déséquilibre. Il est donc très important de travailler sur les muscles du côté le moins sollicité, sans pour autant négliger l'autre.

## Les blessures propres aux sportifs

La majorité des lésions musculaires sont attribuables à la pratique, pas forcément intensive d'ailleurs, d'un sport. On les observe plus particulièrement dans les sports de contact (football, rugby, boxe, hockey) mais aussi dans les sports plus acrobatiques (surf des neiges, rollers) et dans ceux qui exigent des départs rapides (sprint, tennis, basket-ball). Elles atteignent la plupart du temps les jambes.

Elles peuvent être produites :

– en début d'exercice à cause d'un entraînement trop violent ou insuffisant, un mauvais échauffement ;

– en fin d'exercice, dues à la fatigue ou à un allongement excessif d'un muscle ;

– en raison d'un effort trop intense ou prolongé ;

– par des mouvements brusques et mal coordonnés ;

– par un coup provoqué par un objet dur : ballon, crampon ou contact physique ;

– par des blessures musculaires antérieures et mal traitées ;

– par du matériel d'entraînement mal adapté.

Les blessures les plus courantes sont :

– La crampe. C'est une contraction douloureuse involontaire et passagère d'un ou plusieurs muscles qui peut survenir pendant l'effort ou au repos. Les crampes résultent d'une insuffisance en apport d'oxygène ou d'une mauvaise circulation sanguine. Elles sont habituellement le signe d'une grande fatigue ou de déshydratation. On observe alors un raidissement musculaire, accompagné d'une perte de mobilité des articulations.

– La contusion. Elle est consécutive d'un coup reçu sur un muscle en phase de contraction. Elle se manifeste par une forte douleur musculaire et une ecchymose, un bleu. Il n'y a ni déchirure de la peau ni fracture.

– L'élongation. C'est l'allongement traumatique musculaire. Elle survient lors d'une sollicitation excessive ou d'une trop forte contraction d'un muscle. Les plus susceptibles d'être touchés par une élongation sont les muscles ischio-jambiers, situés à l'arrière de la cuisse. La douleur est aiguë. En cas d'élongation plus grave, on parle de claquage.

La méthode Pilates vise à faire travailler les muscles posturaux du corps, profonds et importants. En se focalisant sur la structure architecturale du corps, il est possible de bâtir une base solide en développant la force. Grâce aux exercices, les muscles stabilisateurs du torse sont fortifiés. Ainsi, la méthode développe la force centrale de notre corps, abdominaux, dos et plancher pelvien, source d'énergie. C'est ce noyau central qui inspire tous les mouvements du Pilates.

Quelle que soit l'activité sportive que vous pratiquez, avec la méthode Pilates vous courrez ou nagez plus vite, sautez plus haut, frappez plus fort ou simplement, bougez mieux, le tout bien sûr, dans la modération et le plaisir.

## Pour une plus grande aisance corporelle

*« L'aisance corporelle ouvre la voie au bonheur »,* c'est en tout cas l'idée développée par Joseph Pilates. Si le propos semble quelque peu ambitieux, il n'en reste pas moins une réalité pour bon nombre de sportifs dans leur pratique. Le corps est un outil de communication non verbale, mais néanmoins extrêmement puissant. Dans le sport, il exprime la confiance en soi, le contrôle du stress et des émotions : la maîtrise de l'activité pratiquée. Mais, l'aisance corporelle n'est pas naturelle, elle se travaille.

Prenons, par exemple, la danse classique, premier champ de compétence de Joseph Pilates. C'est un art qui exige de la fluidité, de la stabilité et de l'amplitude. Arabesques, pirouettes, jetés, pointes et demi-pointes ne suffisent pas sans l'émotion d'un mouvement, d'un port de tête ou d'un regard. C'est l'aisance corporelle qui permet d'allier la technique aux sentiments. La pratique de la danse nécessite une musculature équilibrée et de l'allure. Pour acquérir cette aisance corporelle, il faut développer la coordination des mouvements ainsi que le sens de l'équilibre. Si les entraînements sont contraignants et fastidieux, la méthode douce du Pilates est un complément idéal à la préparation des enchaînements. Avec le Pilates, ni transpiration excessive ni rictus de douleur et le chignon n'est pas obligatoire…

À travers des séries d'exercices adaptés à votre morphologie, vous façonnez votre corps de manière harmonieuse et équilibrée. Grâce à la fluidité des mouvements proposés, on observe une meilleure coopération entre le système nerveux, les muscles et les articulations. Le corps s'allonge et apprend à se mouvoir avec régularité, sans à-coups. Voilà un avantage de soi pour la danse. Après avoir acquis l'aisance qui vous faisait défaut, vous n'avez plus qu'à revêtir votre plus beau justaucorps, à chausser vos ballerines et à enflammer le parquet de votre salle de danse ! Ce qui vaut pour la danse vaut également pour tous les sports. Si chaque discipline possède ses propres exigences, la méthode Pilates reste un outil de gestion de l'énergie physique et mentale, permettant d'acquérir une authentique confiance en son corps, en soi. Qui n'a jamais rêvé d'avoir l'élégance d'une gazelle en faisant son jogging, de sauter comme un cabri, d'évoluer à la piscine telle une naïade ou d'enchaîner des mouvements de gymnastique avec l'agilité d'un singe ? Quel que soit le sport que vous pratiquez, quelles que soient vos aptitudes physiques, la méthode Pilates est un excellent moyen pour optimiser la maîtrise de votre corps. Elle vous apporte l'aisance nécessaire pour mieux vous sentir et mieux évoluer. Elle aide à impulser le mouvement juste et harmonieux.

## Augmenter les performances

La performance sportive représente les possibilités maximales d'un sportif dans sa discipline. Mais, on peut toujours l'améliorer. Preuve en est, les records qui ne sont que temporaires. Elle résulte de facteurs relatifs à la condition physique : la force, la souplesse, l'endurance et à des capacités psychiques. Le passage obligatoire pour progresser est l'entraînement. Mais attention ! Avec la méthode Pilates, on ne force pas, on s'applique. Aucune sensation de mal-être ou de douleur, on contrôle, c'est une sacrée différence. En fait, la méthode n'accorde pas grande importance aux performances. Elle insiste surtout sur la qualité du travail à fournir. Apprendre à maîtriser son corps est une fin en soi, mais il est toujours possible de se perfectionner. De fait, chacun peut pratiquer le Pilates sans problème et progresser à son rythme. Et, qu'on le veuille ou non, il y a progrès. En suivant régulièrement les cours, on développe et l'on améliore ses capacités physiques, donc également sportives. On devient plus endurant dans l'effort. Et pour le sport de haut niveau, on se prépare aussi mentalement. Sans vous parler de compétition, peut-être possédez-vous des aptitudes athlétiques sous-estimées ou méconnues. Avec le Pilates, on appréhende son corps de façon plus accrue et l'on gagne en force et en souplesse. Ce qui augmente la qualité des exécutions de mouvements et ce, dans n'importe quelle activité sportive. L'amélioration des performances dans son sport de prédilection requiert une planification des séances de Pilates à long terme avec un suivi individuel. En effet, l'organisme enregistre et admet de mieux en mieux les contraintes de l'entraînement. Il faut donc lui donner du temps. La méthode s'appuie aussi sur la concentration et des exercices de respiration. Combien de fois avez-vous entendu le coach ou le prof de sport dire : « *Mais concentre-toi.* » La capacité à se concentrer est un élément clé pour parvenir à de bonnes performances. Le Pilates aide à développer cette compétence. N'oubliez cependant jamais que le sport doit avant tout rester un loisir et la méthode Pilates, un plaisir.

# Pilates versus gym, le match

Ces dernières années, le Pilates est devenu l'allié forme idéal, terrassant du même coup la gymnastique traditionnelle. Pourquoi cette méthode inventée au début du siècle dernier a-t-elle enflammé les adeptes du fitness ?

Incontournable. Le Pilates est devenu *la* gymnastique qu'il faut pratiquer pour être beau, musclé, en forme, serein, souple... À tel point que les cours de gym comme le step, l'aérobic, le stretching finissent, sinon par être désertés, par rencontrer moins d'affluence qu'il y a quelques années. « *Je suis directeur d'une salle de gym depuis 2002*, raconte Thierry, 47 ans. *Au début, le cours qui rencontrait le plus de succès, c'était le step. En 2007, nous avons lancé les cours de Pilates. Le démarrage a été assez timide. Mais depuis trois ans environ, c'est la foule ! Certains de nos adhérents sont inscrits juste pour cette activité ! Nous avons même doublé le nombre de sessions pour contenter tout le monde, au détriment d'autres activités comme l'aérobic.* » Il faut dire que la méthode Pilates promet un corps tout neuf en quelques séances, une réelle métamorphose physique et un galbe harmonieux. Tout ça avec une seule activité... « *Je ne fais plus que ça,* confie Lætitia, 26 ans, adepte du Pilates depuis deux ans. *Avant, j'enchaînais step, abdos-fessiers et stretching. Depuis, je me limite à mes deux séances hebdomadaires de Pilates. Je suis en super forme et j'ai plus de temps pour faire du shopping et voir mes amis.* » Et le Pilates a d'autres arguments...

## L'atout bien-être par excellence

On pourrait comparer le Pilates à une sorte de yoga du corps. On ressort d'un cours en pleine forme. Il faut dire aussi que l'approche du Pilates, par rapport à la gymnastique plus classique, comme les cours d'abdos-fessiers ou de renforcement musculaire, considère l'ensemble du corps, pas seulement des parties du corps. « *Je démarre toujours ma première session avec un nouvel adhérent par une analyse posturale,* explique Marina, professeur de Pilates. *Cela nous permet de fixer des priorités, des objectifs de remise en forme à court et à long terme pour le corps dans son ensemble* ». Par ailleurs, le Pilates s'avère nettement moins traumatisant que le travail aux haltères. « *Cela fait maintenant deux ans que je fais de la muscu en salle, sur les machines,* raconte Steve, 23 ans. *Je ne suis pas fan des cours collectifs, que je trouve trop "féminins". Mais il y a quelque temps, un adhérent m'a parlé des cours de Pilates. J'y suis allé, mais juste pour observer, je n'ai pas participé... Déjà, j'ai été surpris par le nombre d'hommes ! C'était du cinquante cinquante avec les femmes ! Et c'est vrai que les mouvements ont l'air laborieux mais pourtant hyper naturels, en douceur, sans à-coups ! Moi, même si je m'étire convenablement après chaque séance, je ressens encore des tiraillements et même quelques courbatures le lendemain...* » Le Pilates n'épuise pas les

## 3 QUESTIONS À UN DIRECTEUR DE SALLE DE GYM

**Le Pilates est-il en train de supplanter la gym ?**

Indéniablement. Dans notre salle en tout cas. Depuis trois ans, on constate un réel engouement pour les cours de Pilates, au détriment de l'aérobic et des cours de renforcement musculaire notamment. Le bouche à oreille a fait son travail. Et puis, il se dégage une bonne énergie des cours, les participants ressortent sans avoir l'air essorés.

**Qui sont les adhérents qui pratiquent le Pilates ?**

Hommes, femmes, personnes âgées, femmes enceintes. On voit défiler des personnes d'horizons très différents. Leurs objectifs aussi divergent mais tous, sans exception, y trouvent leur compte et vantent les bienfaits de la discipline. Je suis ravi d'avoir lancé les cours de Pilates, ils font aujourd'hui le succès de notre salle et joue incontestablement sur le taux de fréquentation. Nous enregistrons de plus en plus d'inscriptions et beaucoup ne sont intéressés que par les cours de Pilates.

**Pourquoi un tel engouement par rapport à la gym classique ?**

Il s'agit d'une gymnastique douce et complète. Elle renforce chaque partie du corps, étire les muscles, apprend à respirer, là ou d'autres activités se concentrent uniquement sur l'endurance notamment ou sur des groupes musculaires précis laissant de côté les autres.

muscles, au contraire. Et ne les fragilise pas davantage, contrairement à un renforcement aux haltères moins bien effectué ou trop fréquent. Il s'agit d'une méthode douce, énergisante et tonifiante ! Et tellement moins bruyante qu'un cours de step. « *Les cours dansants avec la musique à fond comme le step, très peu pour moi,* explique Lucie, 33 ans. *Déjà, je n'ai pas le sens du rythme. En plus, la musique techno m'épuise avant même d'avoir effectué un mouvement...* » Nombre de pratiquants évoquent en outre le côté moins « transpirant » du Pilates par rapport à d'autres disciplines... « *Il s'agit plutôt d'un travail d'horloger musculaire,* précise Adil, 30 ans, adepte du Pilates depuis cinq ans. *On remet chaque partie du corps à sa vraie place, lentement, sans forcer, pour retrouver le juste alignement et gommer les déséquilibres. Alors oui, on transpire, beaucoup même parfois, mais pas parce qu'on a sauté dans tous les sens ! Parce que l'on a effectué un travail minutieux, qui demande beaucoup de concentration... Et l'on ressort d'un cours en pleine forme, avec une sensation de chaleur, de bien-être et de confort incomparable.* »

## Le Pilates, la méthode qui rend beau

Le Pilates a l'avantage de s'occuper du corps dans son ensemble, de le remodeler et de développer la musculature de façon harmonieuse. « *Contrairement au step ou au biking, qui développent principalement les mollets, aux cours d'abdos-fessiers, qui négligent les bras, les cuisses...* », précise Marie. Cette méthode offre ainsi la possibilité de muscler chaque partie du corps mais, surtout, en plus de les renforcer, elle allonge et étire les muscles, corrigeant peu à peu les mauvaises habitudes posturales qui rabougrissent et tassent le corps. D'ailleurs, Joseph Pilates promettait lui-même un corps tout neuf. Abdominaux plats, cuisses galbées, fesses fermes, bras redessinés... Une remise en ligne complète pour un corps tonifié et affiné. « *J'ai fait quinze ans de natation !,* raconte Emma, 31 ans. *Cela fait quelques années que j'ai arrêté. Mais je me souviens que je me plaignais beaucoup à ma mère de mes mollets trop gros, mes cuisses trop balèzes, mes bras trop masculins, mes tablettes de chocolat trop dessinées, mon dos trop trapu... À cette époque, je ne me trouvais pas gracieuse pour deux sous et, franchement, je ne l'étais pas. Je suis sûre que le Pilates aurait pu m'aider à affiner ma silhouette car le sport seul ne suffit pas à avoir un joli corps... Je vous assure, j'avais l'air d'un camionneur !* »

Le Pilates se révèle par ailleurs être une activité gratifiante. En effet, le fait de constater assez rapidement les effets positifs sur la silhouette et l'allure générale joue sur le moral et fait que l'on se sent mieux. Un moyen d'améliorer l'estime de soi et de retrouver le sourire.

« *J'ai été vraiment étonné de voir à quel*

## Ils ont testé pour vous

Un couple s'est prêté au jeu des cours de gym, l'un de step, l'autre de Pilates. Peu, voire pas du tout, habitués aux salles de sport, ils livrent ici leurs impressions à chaud, au sortir des cours.

**1er cours, le step, niveau 1, 45 minutes**

**L'avis de Sophie, 33 ans :** *« Je suis complètement vidée ! Sur les rotules ! Déjà les deux minutes d'échauffement m'ont pliée. Heureusement que c'est du niveau 1. Regardez ! Je suis rouge comme une pivoine, j'ai l'impression d'avoir couru un marathon ! Par contre, quel peps ! C'est sympa de suivre une chorégraphie en groupe, sur la musique à fond. Hyper rythmé ce cours ! Je sens que demain je vais avoir du mal à marcher, mes mollets ont souffert… »*

**L'avis de Jérôme, 30 ans :** *« Largué. Et encore largué. Je crois que j'ai un vrai problème de coordination parce que je n'ai pas réussi une seule fois à enchaîner les mouvements sans me planter. Ça va vite, trop vite, je n'entendais pas la prof et comme je n'étais pas devant, je ne voyais pas toujours ce qu'il fallait faire. En plus, je ne partais jamais du bon côté ! Vraiment, c'était rageant. Par contre, je suis crevé. Mais je crois que c'est plus le fait d'essayer de suivre les autres que le cours en lui-même qui m'a fatigué… Pas pour moi le step. »*

**2e cours, Pilates, 1 heure**

**L'avis de Sophie :** *« Waouh ! Dur ! Pas facile de trouver les bonnes postures, de respirer au bon moment, de rester concentrée… Mais déjà, vers la fin du cours, je sentais que ça commençait à venir. La prof m'a souvent corrigée et dès qu'elle me remettait bien en place, je sentais le muscle travailler. J'en ai même travaillé dont j'ignorais l'existence ! À me dire : « Tiens, il y a un muscle ici… » J'ai vraiment adoré ! Et je me sens moins fatiguée qu'après le step, pleine d'énergie, alors que j'ai parfois senti que ça tirait un peu… notamment dans les abdominaux. »*

**L'avis de Jérôme :** *« Rien à voir ! Ce cours était bien plus à ma portée que le step. Même si les positions ne sont pas toujours faciles à tenir, la prof prend le temps de les expliquer, nous dit quand respirer, combien de fois… Et elle ne force pas au niveau de la souplesse, nous laisse aller jusqu'au bout de nos possibilités sans insister pour faire mieux. En plus, les exercices sont super variés, je n'ai pas vu l'heure passer ! Je verrai comment je me sens demain mais déjà, je suis moins vidé qu'après le step. Et moins speed aussi, en super forme, mais relaxé et détendu… »*

*point le Pilates avait des conséquences sur mon physique,* explique Simon, adepte depuis deux ans. *Tout le monde me trouve bonne mine. Même mon teint me semble moins terne ! »* Et sa conjointe, Nathalie, d'ajouter : *« Je l'ai un peu forcé au début à venir aux cours... Depuis, il se sent comme rajeuni. En plus d'avoir perdu une taille de pantalon, il a retrouvé la forme et même son visage s'est illuminé ! Il est beau, peut-être pas plus qu'avant, mais d'une façon différente en tout cas. Il a gagné en assurance, s'est révélé, et cette nouvelle estime lui va à merveille... »* En outre, le Pilates permettrait également de lutter contre le relâchement cutané, gommer la cellulite, redresser le port de tête, alléger la démarche, éclaircir le teint, améliorer la circulation sanguine... et tant d'autres bienfaits. Bref, l'atout beauté incontournable !

## Plus facile d'accès que la gym classique

Avantage supplémentaire du Pilates par rapport à d'autres disciplines sportives, il est facile d'accès et ouvert à tous, quel que soit le sexe, l'âge, la condition physique. *« Le Pilates s'adresse à tout le monde !,* précise Marina. *Parce que tout le monde est concerné par ses bienfaits ! Mes adhérents ont de 16 à 69 ans ! C'est dire... Alors bien sûr, j'adapte les exercices à la condition physique de chacun et n'en demande pas autant aux retraités qu'aux plus jeunes, mais tout le monde y trouve son compte et participe dans la bonne humeur ! »* Le Pilates s'avère en effet moins difficile et demande moins de « compétences sportives » que d'autres activités. Alors que certains pourraient manquer d'endurance pour se mettre à l'aquabiking, d'autres pourraient souffrir de douleurs lombaires et hésiter à se lancer dans une séance de body-attack, de musculation aux haltères ou sur des machines. *« J'ai 69 ans et je suis en pleine forme !* se vante Francisco. *Et je fais du Pilates avec des jeunes de 20 ans ! C'est sûr, je ne suis pas aussi souple et résistant qu'eux, mais je participe et je m'éclate. Je ne me verrais pas en train de danser autour d'un step, courir sur un tapis ou soulever de la fonte. Alors que le Pilates me permet de rester en forme, de conserver un certain équilibre, de partir en vacances avec mes petits-enfants sans être le boulet qui se traîne derrière quand on fait des excursions, d'entretenir mon jardin sans souffrir du dos et de garder une activité sociale rigolote autre que le bridge avec des petits vieux de mon âge ! »* Et si l'âge n'est pas une barrière pour pratiquer le Pilates, les blessures légères non plus. Au contraire. Cette méthode peut aider les personnes souffrant de certaines lésions traumatiques comme des déchirures musculaires et autres entorses. *« Je pratique le tennis de temps en temps et chaque fois, le lendemain, je ressens des douleurs dans les lombaires et le bras,* explique Jean-Claude, 57 ans. *Et chaque fois que je me lance dans une activité sportive quelle qu'elle soit, j'en ressors tout courbaturé, à me dire que ce n'est plus de mon âge. Et pourtant, le Pilates ne me fait que du bien ! Ça me soulage même ! C'est le seul sport qui ne me donne pas l'impression de m'user, de me mettre sur les rotules, au contraire.* » Une méthode douce et complète donc, appropriée également pour les personnes sédentaires depuis trop longtemps qui souhaitent reprendre une activité, les paresseux adeptes de la position allongée qui veulent se reprendre en main ou encore pour les femmes enceintes et même dans un but de rééducation fonctionnelle ou post-opératoire.

## L'activité sportive préférée des stars

L'aérobic à la Véronique et Davina avec un bandeau rose fluo dans les cheveux, on oublie, c'est dépassé. Pire, carrément ringard. Aujourd'hui, pour être fashion sans devenir victime, c'est le Pilates qu'il faut pratiquer ! Gymnastique tendance par excellence, cette méthode de remise en forme a déjà convaincu nombre de stars françaises et outre-Atlantique. Catherine Deneuve, Sharon Stone, Isabelle Adjani, Madonna, Alain Chamfort, Tom Hanks, George Clooney... Forcément, à un moment, c'est que le Pilates est efficace. Et si ça ne faisait pas du bien, ça ferait au moins bien d'en faire. Pour alimenter les conversations entre copines, pour épater les collègues. « *J'adore dire que je fais du Pilates autour de la machine à café au boulot*, raconte Olivia, 31 ans. *Les trois quarts de mes collègues ne savent pas de quoi il s'agit ! Du coup, j'en rajoute avec des "Quoi, tu ne connais pas le Pilates ? Tu ne lis pas la presse ? Toutes les stars en font ! C'est la gym en vogue, comment as-tu pu passer à côté !" Les filles sont vertes de jalousie et les hommes intrigués par ce que je raconte... Que demander de plus ?* »

Et pour finir, le Pilates est une activité fun et conviviale. Entre copines, entre copains, entre collègues, en couple. On s'amuse dans un cours de Pilates, on se détend, on se relaxe, on ne souffre pas outre mesure, on ne s'essouffle pas, on ne torture pas son corps. « *Avant, avec les potes, on allait faire un foot ou un ping-pong quand ça nous prenait*, explique Martin, 30 ans. *Maintenant, on va au Pilates et de façon régulière en plus ! Et le truc cool, c'est que non seulement j'y vais avec mes copains, mais en plus, des copines se sont greffées au groupe ! Ça aurait été plus dur de les faire shooter dans un ballon avec des crampons que de s'allonger au chaud sur un tapis...* » Alors forcément, à choisir entre un cours de step bruyant, une séance de musculation aux haltères traumatisante, une session d'aérobic transpirante ou un cours de Pilates dont les multiples bienfaits ne sont plus à démontrer, c'est logique, nombre de pratiquants ont choisi, et ils ont tous délaissé les cours de gym plus traditionnelle pour se mettre au Pilates.

# Pilates : quels bienfaits selon son âge ?

Au départ le Pilates était avant tout la gymnastique des « people ». Mais ce que l'on prenait pour un effet de mode passager, continue de faire des émules et compte toujours plus d'adeptes. De tous les âges qui plus est.

Savant mélange entre le yoga et le stretching, le Pilates fait prendre conscience de son corps en apprenant à le contrôler dans chaque mouvement. Il se pratique sur des appareils aux noms bizarres (barrel, cadillac, reformer...) ou au sol, en cours collectif, avec un coach particulier ou chez soi. Le Pilates muscle, renforce, assouplit et améliore la posture générale et la coordination. Cette gymnastique douce permet en outre une remise en forme globale, physique et mentale. Le gros plus ? Elle s'adresse à toutes. De l'adepte du cocooning à la danseuse de haut niveau, en passant par la sportive occasionnelle, le Pilates s'adapte et fait du bien. Tentée. Mieux, en fonction de votre âge, voici ce que le Pilates peut pour vous.

## De 20 à 40 ans

Ces derniers temps, votre silhouette crie « stop ! ». Stop au paquet de chips devant le dernier épisode de votre série préférée, stop à l'inactivité qui dure depuis des mois, aux ascenseurs, aux escalators, et stop aux coutures de jean qui pleurent dès que vous vous asseyez ! Mais hors de question pour autant d'aller suer sang et eau sur des engins de torture dans une salle de fitness ou de courir dans la boue du parc voisin par zéro degré. Tant mieux ! Grâce au Pilates, vous pouvez faire rimer sport et plaisir. « *Il y a deux ans, après les fêtes, j'avais pris trois kilos et je ne me reconnaissais plus, mal à l'aise dans mes vêtements,* explique Sacha, vendeuse de lingerie. *En plus d'une alimentation un peu plus équilibrée, j'ai fini par accompagner une copine à ses cours de Pilates. Elle avait toujours la pêche et affichait une ligne irréprochable. Du coup, elle m'a convaincue. Et là, le résultat a été carrément incroyable. Je me suis affinée et j'ai en plus très vite gagné en énergie ! Fini de larver*

## 3 QUESTIONS À MARINA, PROFESSEUR DE PILATES

**Comment se déroule une séance de Pilates ?**

Cela dépend. Certains élèves préfèrent un cours particulier, d'autres viennent en duo, entre copines ou avec leur conjoint et enfin, il y a ceux qui participent aux cours collectifs. Mais quel que soit le cours choisi, il se déroule à peu près de la même façon. Chaque exercice est répété cinq à dix fois, pas plus. On travaille en profondeur, dans la précision, la qualité du mouvement, sa fluidité. La principale différence c'est qu'un cours particulier facilite le travail sur les machines, cadillac, chaise... alors qu'en groupe, tout se passe au sol ou avec le ballon principalement. Et bien sûr, il est plus facile d'adapter de manière très spécifique les mouvements aux besoins de l'élève s'il est seul.

**Qui sont vos élèves ?**

Tout le monde ! J'ai une jeune gymnaste de 16 ans qui vient surtout pour travailler plus en douceur ses muscles et s'assouplir de manière à paraître plus gracieuse et longiligne. Et dans un de mes cours co, mon vétéran a 69 ans ! Chacun peut y trouver son compte... Le Pilates permet de travailler en douceur. Il raffermit les muscles, améliore l'équilibre, élimine le stress, affine la silhouette, prévient les maux de dos, augmente la capacité respiratoire et j'en passe ! Tout le monde est concerné par les bienfaits du Pilates !

**Où pratiquer ?**

Le mieux est bien sûr le bouche à oreille pour dénicher le studio ou le professeur qui ne vous décevra pas. Mais si vous ne connaissez personne qui pratique le Pilates, le net regorge d'informations sur les studios qui dispensent des cours. Sinon, vous pouvez aussi avoir recours aux DVD mais il est tout de même préférable d'être assisté d'un professeur, au moins au début, afin d'adopter les bonnes postures et d'apprendre à bien respirer. Un mouvement pratiqué en inspiration ou en expiration n'a pas le même effet... Ensuite, après quelques mois de cours et une fois que vous aurez bien intégré les exercices, vous pouvez sans problème continuer seul chez vous.

*durant des heures dans le canapé, ces cours m'ont donné envie de bouger et de rester active. Même ma démarche a changé, je me sens plus féline, plus sensuelle. Depuis, j'y vais deux fois par semaine, mes cuisses sont plus galbées et mon ventre est redevenu plat. J'ai même perdu une taille de jean !* » Le Pilates allonge en effet la silhouette, raffermit ventre, fesses et cuisses en douceur et de façon harmonieuse grâce à des exercices ciblés, 100 % adaptés à votre morphologie et votre musculature, sans sensation d'effort ni de muscle qui tire. Plus d'excuse du coup, on lâche la télécommande et on fonce se renseigner pour savoir où pratiquer. D'autant que le Pilates booste également la libido et participe au bon maintien d'une activité sexuelle. Comment ? En procurant notamment bien-être et zen, en améliorant la souplesse, en faisant prendre conscience de son corps et en renforçant le plancher pelvien. D'ailleurs, nombre de femmes s'y mettent au moment de la grossesse afin de préparer l'accouchement, ou après bébé pour retrouver forme et tonicité. « *Je souffrais beaucoup de maux de dos et de crampes dans les jambes durant ma première grossesse,* confie Marion, 33 ans. *Ma gynécologue m'a alors conseillé d'essayer le Pilates pour m'apaiser. Je m'y suis mise sans grande conviction et j'ai vite constaté les bienfaits. J'ai même fini par acheter le ballon pour reproduire les exercices chez moi quand j'attendais mon deuxième enfant. Ma deuxième grossesse a du coup été nettement moins pénible physiquement. En plus, le Pilates m'a appris à respirer convenablement ce qui n'est pas un luxe au moment des contractions !* » Une bonne méthode donc pour rester en forme tout au long de la grossesse et pour préparer l'accouchement en douceur (voir encadré). Bien sûr, il reste indispensable de demander conseil à votre médecin et de pratiquer de manière encadrée, avec des exercices adaptés à chaque stade de la grossesse.

Mais le Pilates ne s'adresse pas qu'aux femmes enceintes ou aux paresseuses en mal d'activité. Les sportives confirmées y trouvent aussi leur compte. Cette méthode, qui respecte les capacités physiques de chacune, améliore la coordination des mouvements et les performances sportives, participe au traitement de certaines lésions traumatiques (déchirures musculaires, entorses...), détend les groupes musculaires raides et facilite la récupération après un effort. Les sportives assidues ont donc un intérêt certain à le pratiquer en tant qu'activité complémentaire ou en période de réhabilitation, après une blessure ou un arrêt prolongé.

## De 40 à 60 ans

La tête ailleurs ? Pas toujours à ce que vous faites au travail ? Vous perdez souvent le fil de vos pensées et rencontrez parfois des problèmes de concentration ? Eh bien le Pilates est peut-être la solution. Pour qu'un mouvement de Pilates soit efficace, il est effectivement essentiel d'être minutieusement centrée sur vous-même. Cette méthode considère que seule la concentration permet l'efficacité. En clair, il s'agit d'actionner vos muscles tout en engageant votre esprit, afin de comprendre et d'accompagner le travail pendant l'exécution. Le Pilates, qui

## Le Pilates pendant la grossesse

Durant la grossesse, le corps change et le centre de gravité de la femme enceinte évolue au fil des mois. Du coup, la pratique du Pilates, principalement axée autour du maintien et de l'équilibre du corps prend tout son sens. En effet, en préparation de l'accouchement, les exercices améliorent la force et la souplesse de la colonne vertébrale grâce à la concentration sur la sangle abdominale et les muscles dorsaux. Le Pilates corrige ainsi progressivement la posture, renforce la région abdominale qui porte le bébé, accroît la flexibilité et la souplesse du corps et permet de mieux contrôler sa respiration (tout particulièrement importante au moment de l'accouchement). Le tout en douceur, sans efforts trop importants ou traumatisants pour le corps déjà fortement sollicité. Mais attention, il ne faut pas faire n'importe quoi ! Même si la future maman peut commencer le Pilates dès la première semaine de grossesse, des exercices spécifiques, tout particulièrement adaptés à chaque période de la grossesse sont à mettre en place avec un professionnel et après s'être assurée qu'il n'y a pas de contre-indication auprès de son médecin. Il faut en effet savoir que certains muscles du ventre ne doivent pas être sollicités, notamment ceux situés en haut (le grand droit). Au cours du premier et du deuxième trimestre, il est également conseillé de solliciter les muscles du bas de l'abdomen, comme le muscle transverse, et d'insister sur le périnée en prévision des suites de l'accouchement. Au cours du troisième trimestre, ce sont plutôt les muscles dorsaux qu'il faudra travailler afin de soulager les douleurs lombaires dues au poids du bébé. Enfin, pour celles qui souhaitent se remettre ou découvrir le Pilates après bébé pour retrouver forme, souplesse et vitalité, il est simplement recommandé d'attendre le retour de couches, deux mois environ après la naissance, avant de pouvoir pratiquer. En revanche, pensez à commencer doucement, avec des exercices de base, sans forcer ni multiplier les séances. Passé un mois, vous pourrez vous (re)mettre aux exercices classiques.

sollicite donc aussi bien le corps que l'esprit, stimule ainsi vos capacités de concentration intellectuelle. En préservant votre sommeil, il permet en outre d'éviter les coups de pompe souvent responsables de problèmes d'inattention. Et surtout, le Pilates vous apprend à respirer. Mieux, il chasse le stress ! Une meilleure oxygénation du sang et la libération des endorphines liée à l'effort, même doux, facilitent l'élimination du stress et des troubles qui y sont liés. « *Je suis secrétaire de direction dans une grande société,* raconte Christine, 47 ans et adepte du Pilates depuis six ans. *C'est un boulot très éprouvant et tout le monde est à cran. À tel point que j'ai décidé il y a un an de me mettre au yoga ou à la sophrologie pour me détendre. Puis j'ai lu sur Internet des témoignages de femmes accros au Pilates. Et j'ai tenté. Par contre, les cours collectifs, très peu pour moi. Du coup, j'ai acheté des DVD et hop, trois fois par semaine dans mon salon, je fais mes exercices. La révélation ! Depuis, je suis plus zen et parfaitement détendue pour affronter mes journées éprouvantes.* »

En plus de la respiration et de la relaxation, le Pilates améliore la circulation sanguine et permet de retrouver la forme à son rythme. Idéal lorsque la quarantaine se fait raplapla. Les exercices favorisent une bonne posture en corrigeant la coordination, l'équilibre et l'alignement du corps en travaillant les muscles de la région abdominale. La notion de « centrale énergétique », région située entre la cage thoracique et les hanches, est au cœur même du Pilates. En pratique, il s'agit de rentrer systématiquement le ventre pour mettre en action les abdominaux profonds. De quoi remodeler, tonifier le corps et affiner la silhouette en douceur. « *Le Pilates m'a permis de me remettre au sport après plusieurs années de sédentarité,* confie Sonia. *Le jour de mes quarante ans, j'ai pris conscience qu'il fallait que je me bouge, que j'étais en train de devenir un vrai chamalow. Et j'ai découvert le Pilates. Cela m'a permis d'apprécier à nouveau l'effort, d'autant que les bienfaits sur ma silhouette et ma respiration se sont assez rapidement fait sentir. Et depuis, je pratique la danse africaine, la natation et je cours chaque dimanche. Et bien sûr, je continue le Pilates ! Exit chamalow, bonjour tonicité et énergie !* »

## Après 60 ans

À cet âge, beaucoup de femmes se sentent rouillées. Elles soulèvent difficilement leurs petits-enfants, se plaignent de douleurs lombaires, rencontrent des problèmes d'articulation. Pour elles aussi, le Pilates peut se révéler un véritable allié. « *Avant de prendre ma retraite, je gardais des enfants. Je peux vous dire que ça permet de rester en forme ! Il faut les suivre ! Du coup, j'ai toujours été assez sportive.*

*Je pratique la randonnée et j'ai un vélo d'appartement sur lequel je me défoule deux fois par semaine,* raconte Nicole, 63 ans. *Et lorsque je me suis mise au Pilates sur les conseils de ma fille, ça a changé ma vie ! Mes genoux ne craquent plus, je me tiens bien plus droite et je ne souffre plus du dos. D'ailleurs, depuis quelques mois, mon mari m'accompagne à mes séances. Il joue de temps en temps au tennis et se plaignait parfois du dos. Avec le Pilates, il a retrouvé sa forme de jeune homme !* »
Grâce au Pilates, particulièrement indiqué en cas de problèmes de dos, vous pouvez aussi redresser une posture que le temps a tassée ou que de mauvaises habitudes ont déformée, diminuer le risque de traumatismes et de douleurs lombaires, corriger les scolioses, soigner l'arthrose, etc. Le Pilates agit comme un outil de médecine préventive : il se voit d'ailleurs souvent prescrit dans un but de rééducation (fonctionnelle ou post-opératoire). En travaillant chaque groupe musculaire de manière méticuleuse, chaque rouage du corps est remis à sa juste place. De plus, en tonifiant le plancher pelvien (périnée), les exercices pratiqués évitent nombre de désagréments qui surviennent parfois chez la femme après la ménopause, comme les descentes d'organes et les risques d'incontinence. Le Pilates stabilise par ailleurs le bassin, siège du centre de gravité (et de l'équilibre), et aide au bon fonctionnement de la vessie. Et la variété des exercices permet d'en faire une activité ludique, sans contraintes ni souffrances. « *C'est comme si j'avais retrouvé un corps tout neuf,* fanfaronne Sylvia ! *J'ai l'impression d'avoir dix ans de moins ! Au départ, je me suis lancée dans le Pilates pour sortir de chez moi, être avec ma copine... Elle n'avait que ce mot à la bouche ! Je ne voulais pas mourir idiote quand même ! Et puis je me suis prise au jeu. Je ressors des séances en pleine forme, sans fatigue, prête à remettre ça la semaine suivante ! D'ailleurs, j'aimerais assez que notre professeur ajoute un cours dans la semaine... Elle varie vraiment les exercices, du coup, on ne se lasse pas... Pas comme quand je vois mon petit-fils faire ses séries d'abdos et ses pompes !* »
Vous l'aurez compris, quel que soit votre âge, votre condition physique ou vos motivations, qu'elles soient esthétiques ou psychologiques, le Pilates ne peut vous faire que du bien. Véritable atout forme, ses bénéfices sur votre santé, votre corps, votre esprit et votre bien-être général se feront sentir rapidement et sans douleur. Il ne s'agirait donc peut-être pas d'un hasard si son inventeur, Joseph Pilates, un Allemand chétif et d'une santé fragile dans son enfance, a vécu jusqu'à 87 ans, âge auquel il pratiquait encore sa méthode après l'avoir perfectionnée pendant plus de quarante années.

# Les bases du Pilates

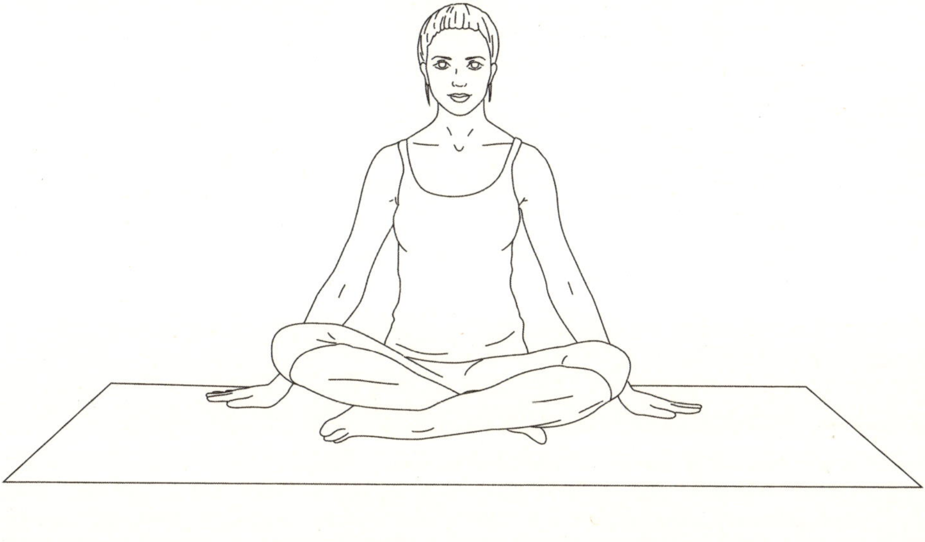

# Programme 1

## L'échauffement

Les mouvements d'échauffement vont vous aider à préparer votre corps et votre esprit aux programmes qui suivent. Chaque mouvement améliore la circulation du sang et la fluidité des postures et permet ainsi de prévenir les blessures. Une étape à ne négliger sous aucun prétexte !

## Exercice 1

# La fleur de lotus

Gardez votre dos bien droit et ressentez la tension des muscles du haut de votre buste. Gardez cette position pendant 9 à 10 temps. Respirez régulièrement et profondément.

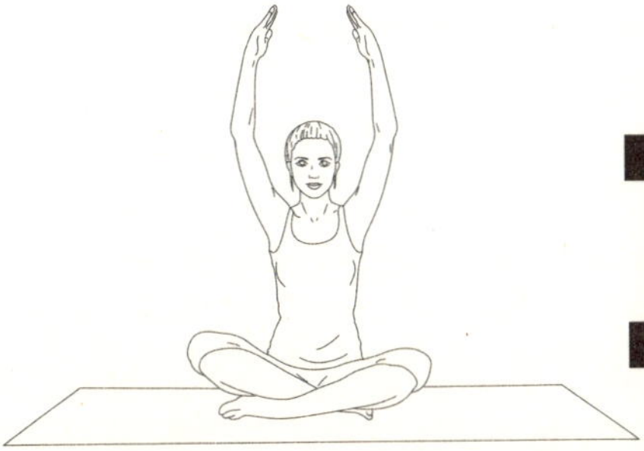

**1**

**Position de départ :**
Asseyez-vous sur le sol, le dos droit et croisez les jambes devant vous. Levez les bras au-dessus de votre tête et arrondissez-les un peu, les paumes face à face.

**2**

**Basculez votre tête en arrière :**
Baissez vos mains de chaque côté, jusqu'au niveau de vos épaules, puis renversez la tête en arrière jusqu'à ce que vous vous sentiez bien dans cette position. Respirez.

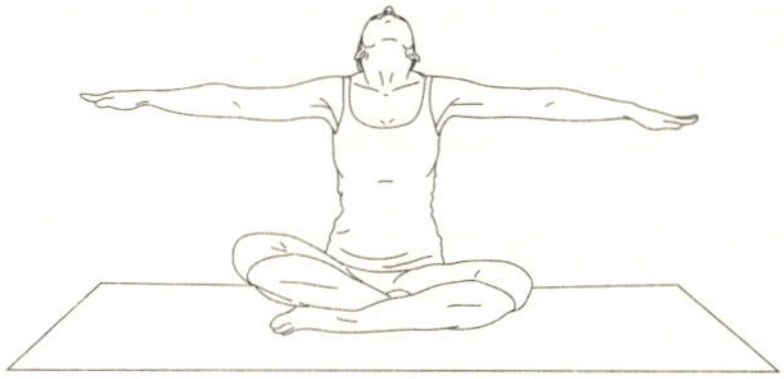

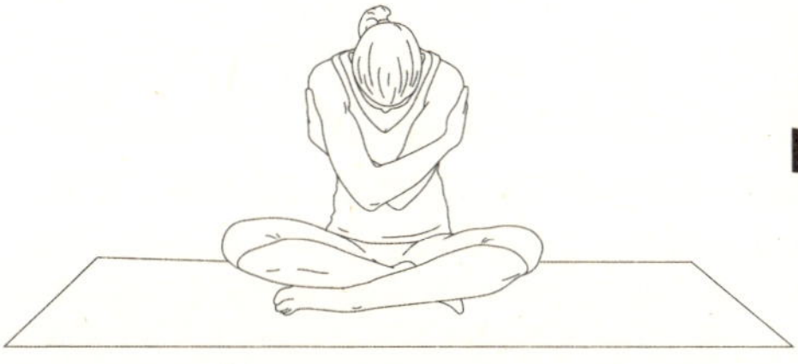

**3**

**Enroulez votre dos :**
Redressez votre tête, puis penchez-la vers l'avant, en essayant d'arrondir votre dos au maximum. Baissez vos bras, puis attrapez vos épaules avec vos mains, en croisant vos bras devant votre poitrine. Respirez.

## Exercice 2

# Assouplissement du cou

Pour ne pas traumatiser les muscles de votre nuque, ne tirez pas brusquement sur votre tête. L'inclinaison ne doit pas dépasser 45°. Si vous débutez, gardez la position sur 5 à 8 temps.

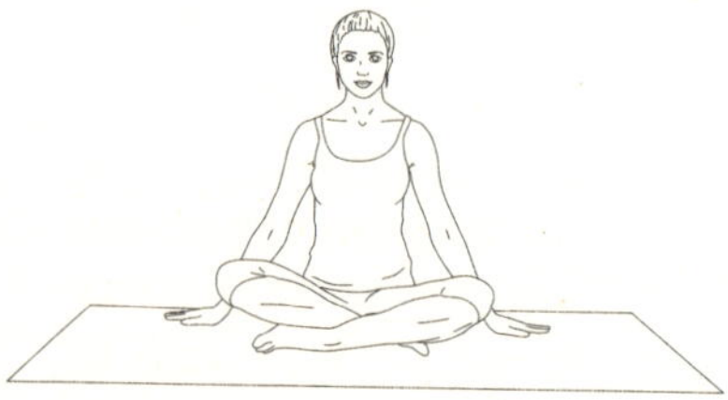

**1**

### Position de départ :

Asseyez-vous le dos droit, croisez vos jambes devant vous et appuyez vos mains contre le sol. Tenez votre tête bien droite et ne baissez pas votre menton.

**2**

### Étirez votre cou sur le côté :

Dépliez votre bras gauche, puis placez votre main droite sur le côté gauche de votre tête. Avec votre main, pressez doucement sur votre tête, en la penchant vers la droite. Ressentez l'étirement dans les muscles de votre cou. Redressez la tête.

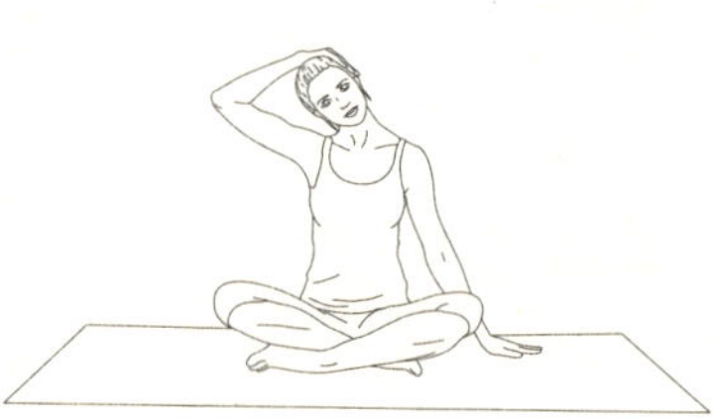

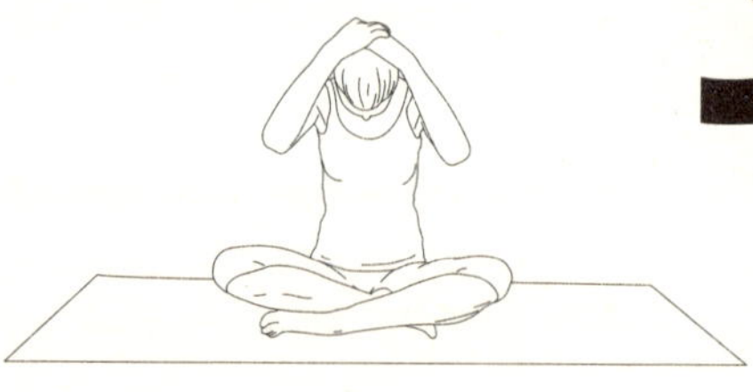

**3**

### Amenez le menton contre le torse

Levez l'autre bras et placez la main droite sur la main gauche. Poussez doucement la tête en avant avec les mains, en essayant de toucher la poitrine avec votre menton. Ensuite, répétez l'exercice précédent sur le côté gauche, puis revenez à la position de départ.

## Exercice 3

# Inclinaison du buste

Conservez obligatoirement un dos droit. Si vous débutez, évitez de trop forcer sur chaque mouvement. Veillez à ce que votre main ou vos bras, ainsi que votre corps et votre tête forment toujours une même ligne ou restent au même niveau.

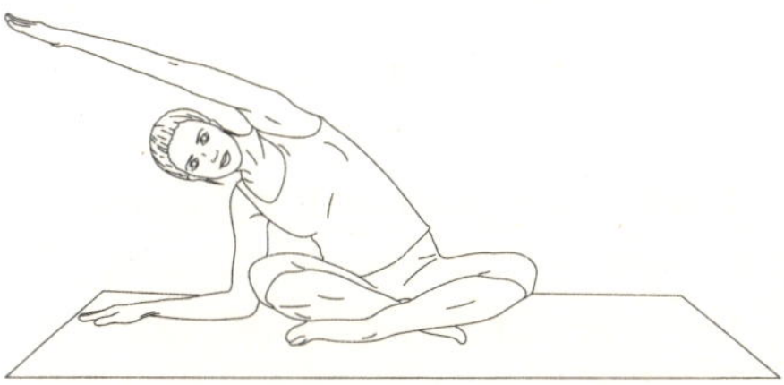

1

### Position de départ :

Asseyez-vous le dos droit. Fléchissez votre bras gauche. Posez votre main, paume contre le sol, et tendez votre bras droit à la verticale. En gardant votre dos droit, tendez votre main droite vers la gauche. Ressentez l'étirement des muscles latéraux de votre buste.

2

### Pivotez votre buste :

Ensuite, tournez lentement vos mains et votre buste à 45°, en vous penchant vers l'avant et vers la droite. Étirez votre buste et mettez vos mains le plus loin possible. Vous allez ainsi étirer les muscles de votre dos et vos fessiers.

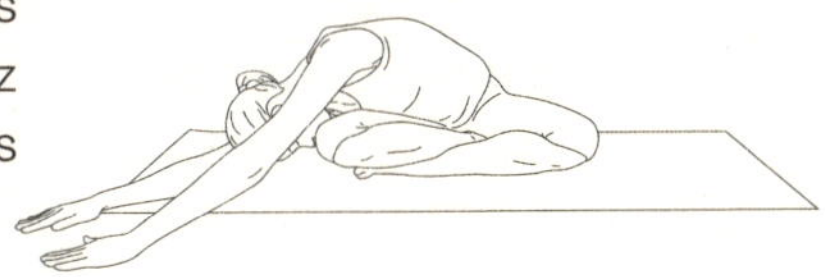

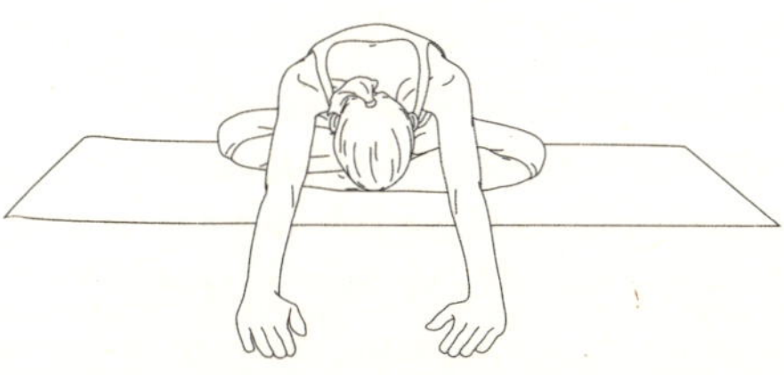

3

### Étirez-vous en avant :

Continuez à pivoter lentement. Déplacez vos mains et le haut de votre corps de 45°, sans lever votre buste, en vous penchant en avant, vos mains le plus loin possible. Respirez régulièrement.

## Exercice 4
# Étirement de la colonne vertébrale

Votre tête, votre nuque et votre dos doivent former une seule et même ligne droite. Ne pliez pas la jambe tendue. Pour un assouplissement plus efficace, tendez vers vous au maximum la pointe de votre pied.

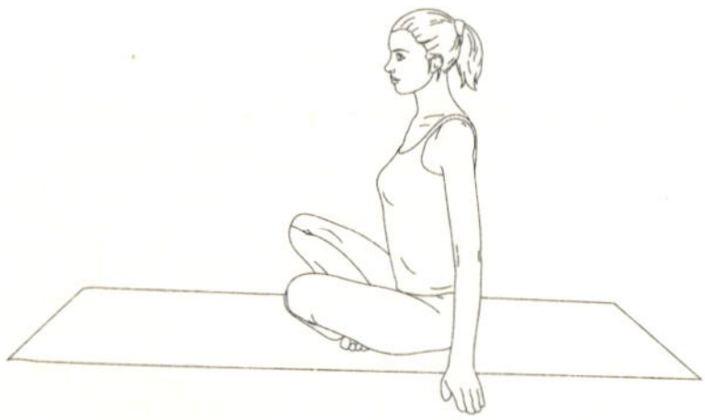

**1**

### Position de départ :

Assis au sol, le dos bien droit, tendez votre jambe droite devant vous. Votre jambe gauche est fléchie, le pied placé à l'intérieur, collé sur votre cuisse droite. Posez vos mains au sol de chaque côté.

**2**

### Étirez-vous vers le haut :

Tendez vos bras à la verticale. Étirez-vous en redressant votre colonne vertébrale au maximum, sans soulever vos épaules. Conservez cette position le temps de quelques respirations.

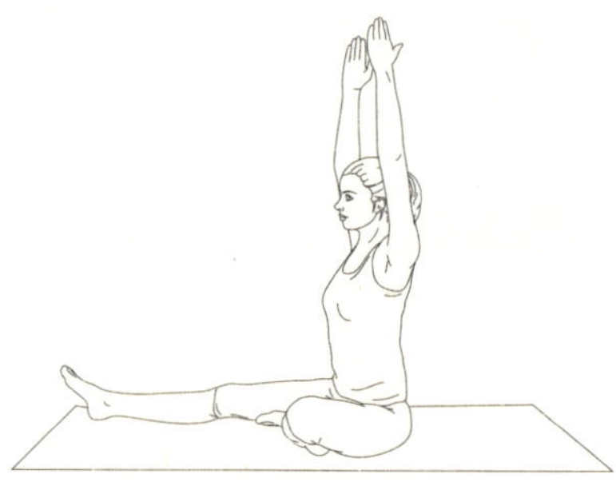

**3**

### Basculez en avant :

Sans modifier la position de votre dos, penchez-vous vers l'avant, en direction de votre jambe droite, et posez vos mains sur votre genou. Continuez à tendre le dos, vers l'avant et le haut, la tête dans le prolongement de votre dos. Conservez cette position pendant 9 à 10 temps.

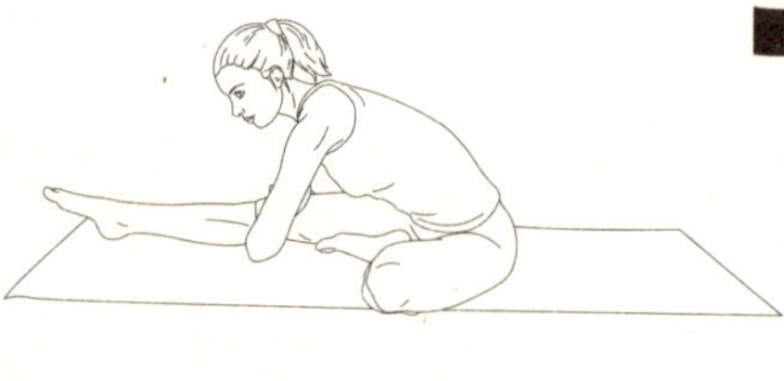

## Exercice 5

# Renforcement des abdominaux

Il est très important de garder votre dos bien droit ainsi que vos fessiers et vos abdominaux contractés. Surveillez votre respiration. Répétez l'exercice 8 à 10 fois.

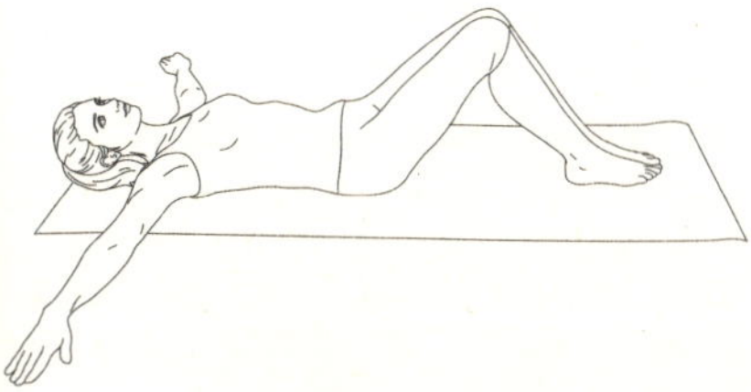

**1**

### Position de départ :

Allongez-vous sur le dos, les jambes fléchies, les pieds au sol. Posez vos mains de chaque côté, paumes contre le sol.

**2**

### Tendez vos bras vers le haut :

Levez vos mains au-dessus de vous. Faites quelques respirations profondes. Tout votre dos doit reposer sur le sol, votre bassin bien ancré dans le tapis.

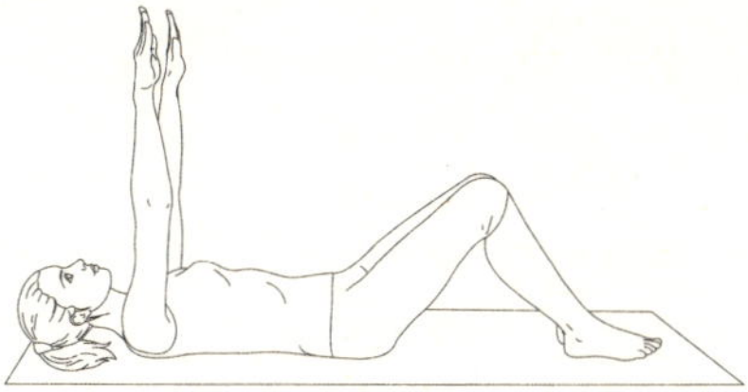

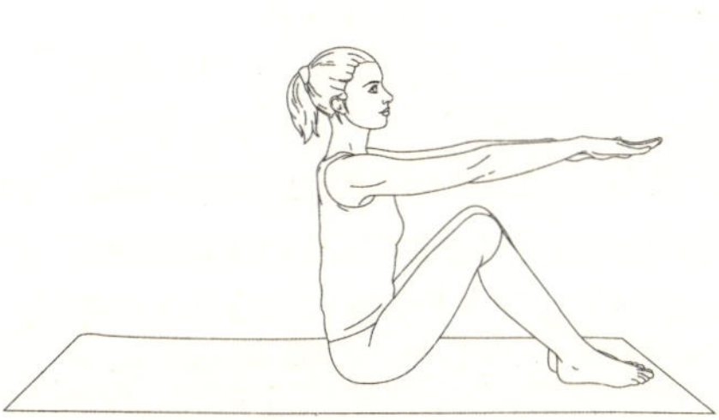

**3**

### Relevez votre torse :

Inspirez et redressez votre buste. En expirant, contractez les muscles du bas de votre ventre et rentrez votre nombril afin de garder votre dos bien droit. Détendez-vous dans cette position en respirant.

# Programme 2

## Le contrôle de la respiration

Les exercices décrits dans ce programme sollicitent les muscles des cuisses. Chaque mouvement est réalisé sur un rythme précis, basé sur votre respiration. Ainsi, vous vous entraînez à votre allure et fournissez l'oxygène à votre corps lorsqu'il en a besoin.

## Exercice 1
# Battement de jambes

Tenez vos épaules droites et ne forcez pas sur votre cou. Le sommet de votre tête est dirigé vers le haut. Vos pointes de pieds sont tendues. Dans cet exercice, le mouvement est réalisé avec une seule jambe, l'autre est détendue. Répétez 3 à 5 fois pour chaque jambe.

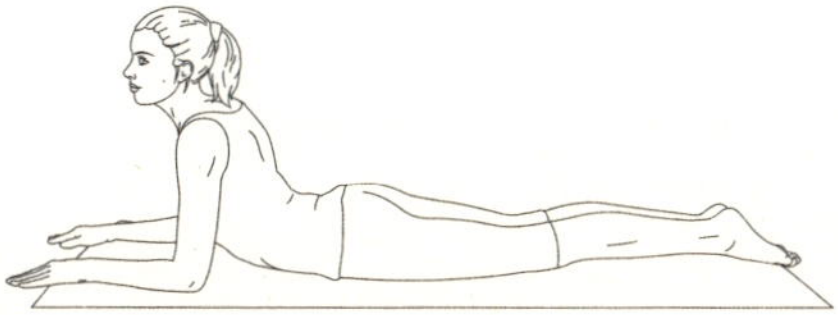

**1**

### Position de départ :

Couché sur le tapis, le ventre au sol, étendez vos deux jambes et appuyez-vous sur vos coudes. Contractez vos fessiers. Vos épaules sont baissées et le sommet de votre tête est dirigé en avant et vers le haut.

**2**

### Décollez votre jambe gauche :

En inspirant, lancez votre jambe gauche vers votre fesse gauche. Vos fessiers sont tendus. Ne décollez pas la cuisse du sol.

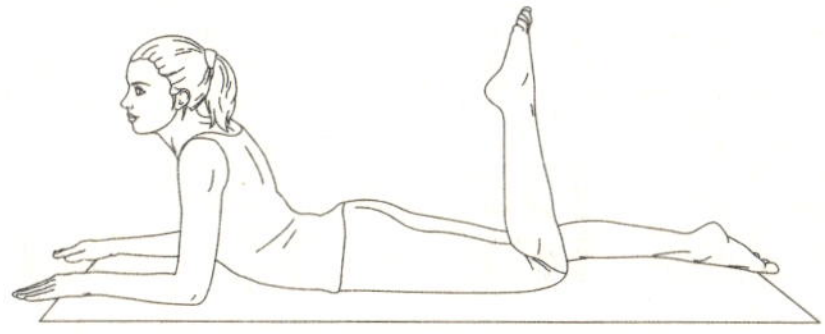

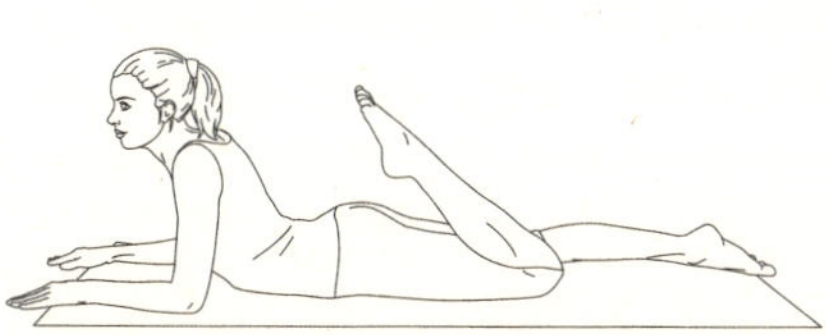

**3**

### Dos cambré :

Tendez la pointe de votre pied. Après deux élans, pressez votre jambe contre votre fesse au maximum, puis, en expirant, baissez-la lentement vers le sol. Répétez le même mouvement avec votre jambe droite, en accomplissant l'exercice lentement. Contrôlez vos mouvements et ne faites pas de gestes saccadés.

## Exercice 2

# Battement des deux jambes

Dans cet exercice, vos deux jambes travaillent. Vos pieds sont tendus. Le sommet de votre tête est tendu vers le haut. Étirez-vous et rentrez votre nombril vers votre colonne vertébrale. Les mouvements ne doivent pas être saccadés.

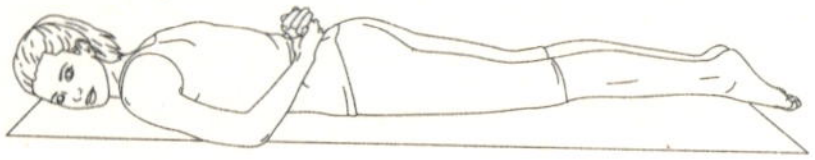

**1**

### Position de départ :

Couché, joignez vos mains derrière votre dos, sur vos reins, vos coudes posés au sol. Tournez votre tête de côté.

**2**

### Pliez vos jambes :

Baissez les épaules, étendez le cou et contractez les fessiers. En inspirant, tâchez d'atteindre les fesses avec les talons, en pliant les jambes. Ne décollez pas les cuisses du sol.

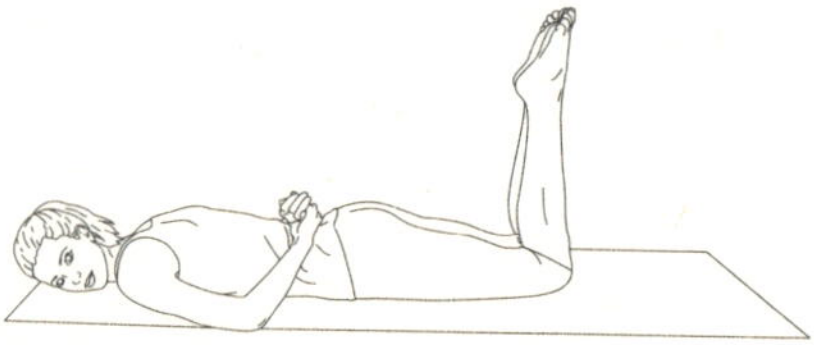

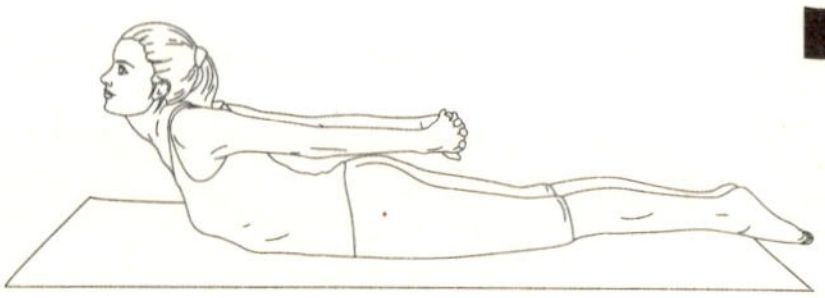

**3**

### Étirez-vous vers l'arrière :

En expirant, une fois vos jambes au sol, redressez vos bras et soulevez votre buste. Tendez vos bras vers l'arrière. Joignez étroitement vos omoplates. Vos coudes sont tournés vers l'extérieur. Posez lentement votre buste sur le sol, puis reprenez la position de départ.

**Exercice 3**

# Battement latéral des jambes

Gardez vos jambes et vos fessiers tendus. Maintenez votre corps en équilibre avec votre main et ne vous penchez pas sur le côté. La jambe que vous montez ne doit pas toucher le sol.
Répétez 5 à 7 fois avec chaque jambe.

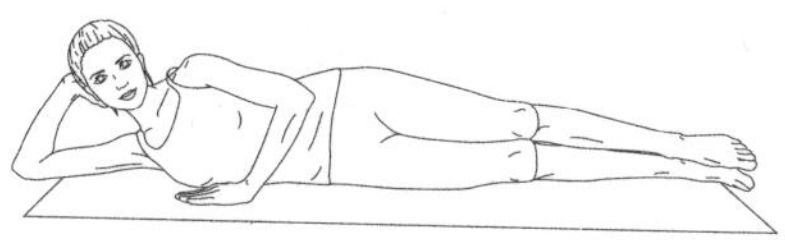

**1**

**Position de départ :**
Allongez-vous sur le côté droit, posez votre tête sur votre bras et appuyez-vous sur le sol avec votre bras gauche pour maintenir la position. Le dos et le cou sont étirés. Les pointes de vos pieds sont tendues.

**2**

**Relevez vos jambes :**
En inspirant, levez vos deux jambes à 30 cm du sol, sans décoller votre buste du sol. Tenez votre corps sur la même ligne. Ne chancelez pas et ne cambrez pas votre dos.

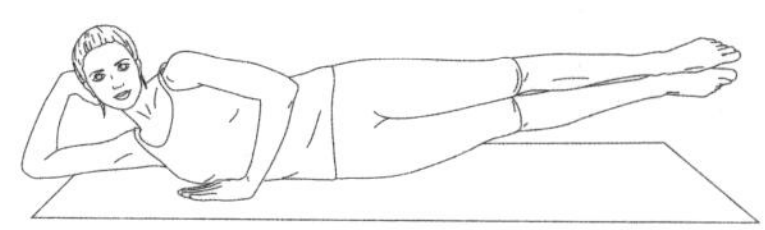

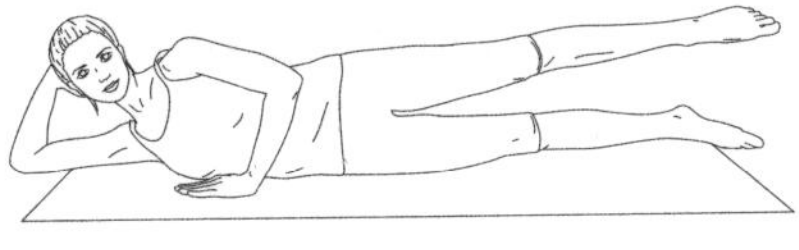

**3**

**Mouvement des jambes :**
En expirant, commencez à baisser et à lever votre jambe droite. Baissez votre jambe mais sans toucher le sol. Ensuite, levez vos deux jambes trois fois de suite, puis baissez-les. Faites de même du côté gauche.

## Exercice 4
# Le triangle

Creusez le ventre, ne dépliez pas vos genoux et gardez vos cuisses immobiles. Étirez votre colonne vertébrale avec des mouvements harmonieux et ne retenez pas votre respiration. Répétez l'exercice 3 à 4 fois.

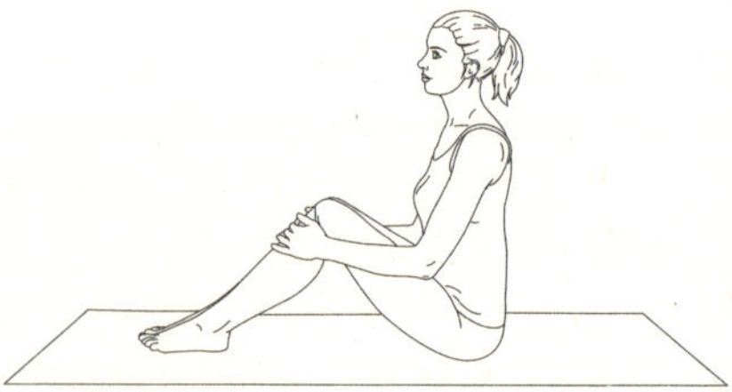

**1** **Position de départ :**
Asseyez-vous sur le tapis, vos jambes à moitié fléchies. Gardez votre dos droit, votre tête et votre cou doivent rester dans le prolongement de votre dos. Posez vos mains sur vos genoux. Inspirez.

**2** **Écartez vos jambes :**
Posez vos jambes sur le sol et écartez-les autant que vous le pouvez. Vos mains restent sur vos genoux. Inspirez.

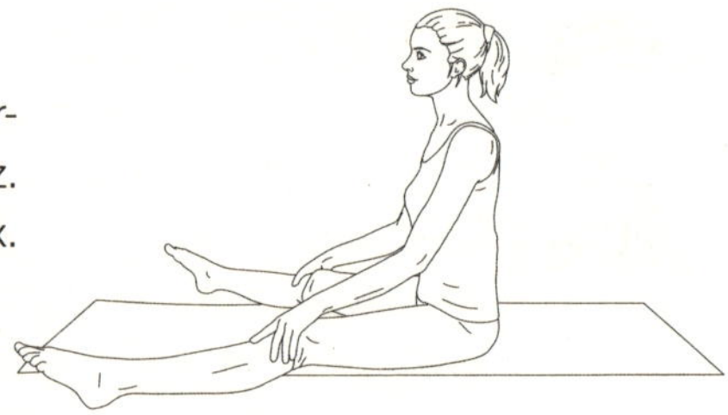

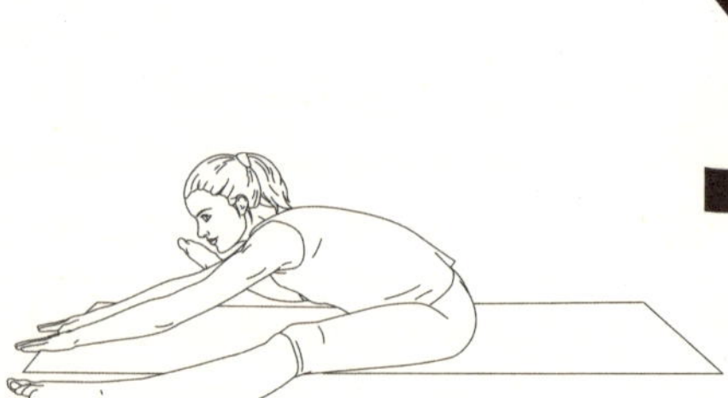

**3** **Étirez-vous en avant :**
En expirant, commencez à vous pencher en avant, en étirant votre dos. Vos bras vont vers l'avant et votre dos suit vos mains. Ne faites pas de mouvements saccadés. Les pointes de vos pieds sont tendues. Descendez vers le sol jusqu'à ce que vous sentiez l'extension maximale des muscles de vos jambes et de votre dos. Revenez à la position de départ.

## Exercice 5

# Coups de talon en suspension

Détendez complètement la partie supérieure de votre dos. Vos fesses doivent être tendues. Décollez vos hanches du sol autant que vous pouvez, mais ne pliez pas les jambes. Répétez 4 à 6 fois.

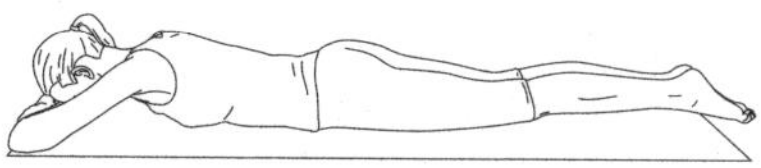

**1**

### Position de départ :

Couchez-vous sur le tapis, ventre au sol, le front posé sur les mains. Vos jambes sont tendues et jointes, et les pointes de vos pieds sont également tendues.

**2**

### Précision :

Décollez vos hanches du sol en inspirant et gardez vos jambes droites. Maintenez la position quelques secondes. Dans cet exercice, c'est votre rachis lombaire et la face arrière de vos cuisses qui travaillent.

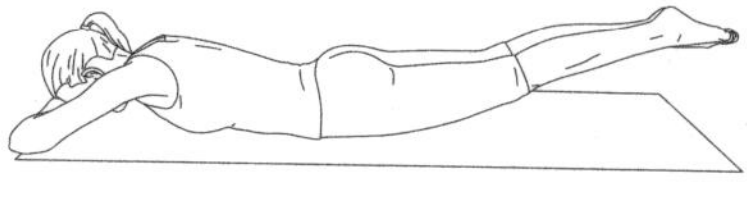

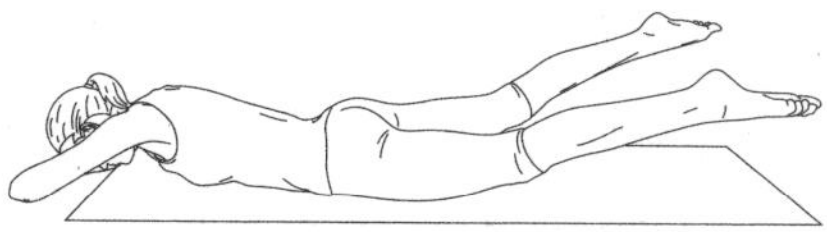

**3**

### Coups de talon :

En gardant vos jambes surélevées, commencez à taper vos talons l'un contre l'autre. Comptez 5 coups en inspirant et 5 coups en expirant.

# Programme 3

## Niveau débutant[1]

Dans ce programme, vous découvrez des exercices basiques pour faire plus ample connaissance avec le Pilates. Ne soyez pas tenté de sauter cette étape pour aller plus vite : si les exercices sont de niveau débutant, ils n'en sont pas moins efficaces et font travailler la totalité du corps.

## Exercice 1

# La centaine

Redescendez en déroulant la colonne, pour la coller au sol. Accordez-vous quelques secondes de repos, puis recommencez 4 à 8 fois. Veillez à ne pas crisper votre cou ni à couper votre respiration.

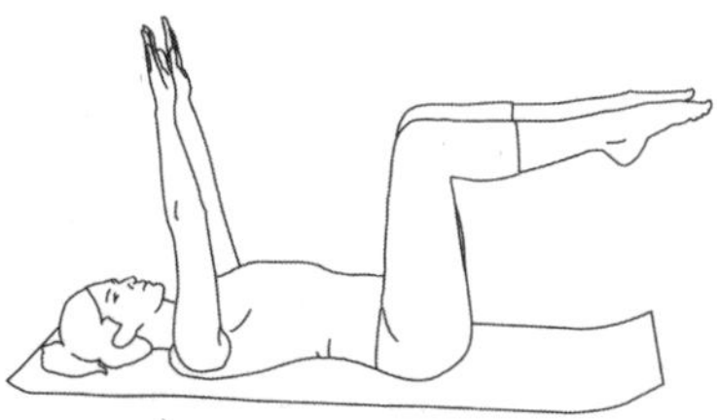

### 1 Position de départ :

Couché sur le dos, tendez les bras à la verticale, vos jambes sont relevées et fléchies, elles forment un angle droit avec le reste du corps. Respirez profondément.

### 2 Décollez les omoplates :

Expirez en creusant le ventre et enroulez votre colonne vertébrale jusqu'à décoller les omoplates du sol.

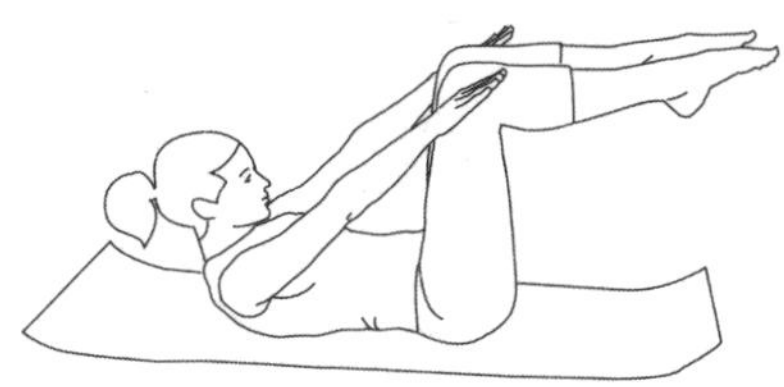

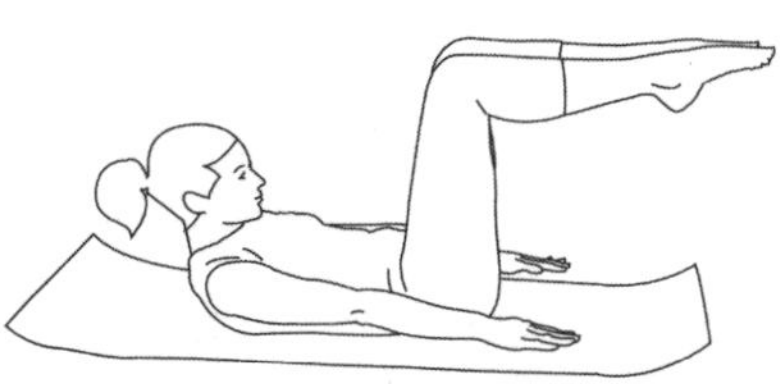

### 3 Tenez la position :

Marquez 8 temps en tapant vos mains sur le sol, tout en respirant profondément.

## Exercice 2
# La boule

Contrôlez le mouvement en vous aidant de votre force abdominale. Immobilisez votre regard en relâchant vos épaules et votre cou. Répétez 8 fois.

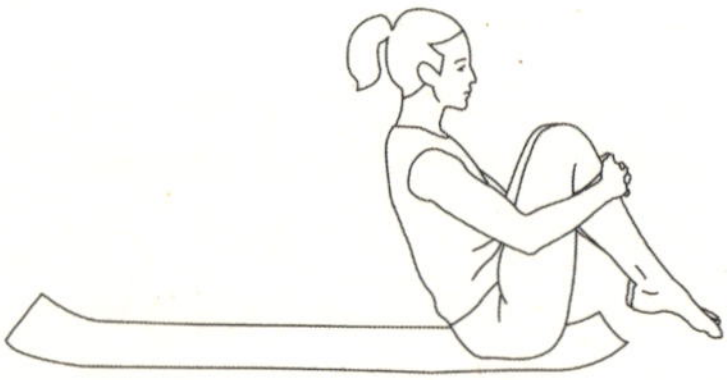

**1**

### Position de départ :

Vous êtes assis sur les fessiers, les jambes serrées, les genoux sont fléchis vers la poitrine. Vos mains sont posées sur vos tibias, doigts entrecroisés. Décollez vos pieds du sol et trouvez votre équilibre. Respirez profondément.

**2**

### Faites le dos rond et basculez en arrière :

Expirez en rentrant le ventre, tout en arrondissant votre dos. À l'inspiration, basculez vers l'arrière en contrôlant le mouvement grâce aux muscles abdominaux.

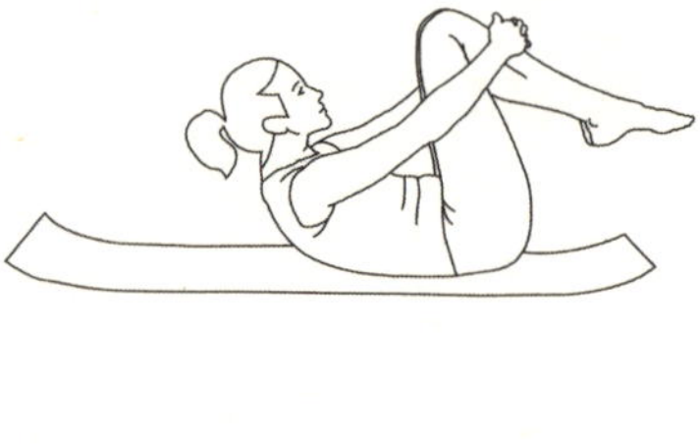

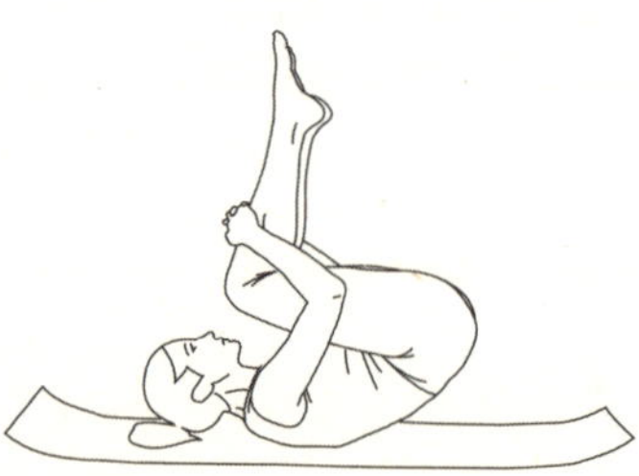

**3**

### Roulez jusqu'aux omoplates :

Basculez jusqu'à ce que vos omoplates touchent le sol, les pieds en extension vers le ciel. Expirez et basculez en avant pour retrouver votre position de départ. Le ventre toujours rentré, le dos toujours arrondi.

**Exercice 3**

# Ronds de jambes

4 à 8 cercles dans les deux sens et pour chaque jambe. Rentrez le ventre pour éviter de cambrer le dos et immobiliser le bassin au sol.

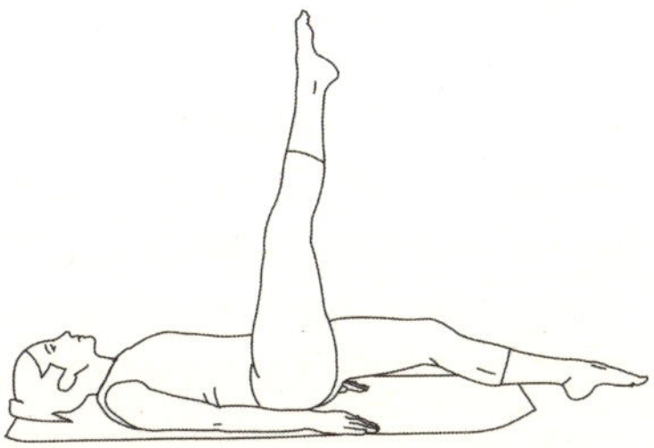

## 1

**Position de départ :**
Vous êtes couché sur le dos, vos jambes sont tendues, pieds en extension, et vos bras posés le long du corps. Levez une jambe, toujours tendue, pointe du pied vers le ciel.

## 2

**Tracez un cercle dans un sens :**
Inspirez et tracez un cercle du bout du pied. Veiller à bien contracter vos abdominaux et à rentrer le ventre pour immobiliser le bassin.

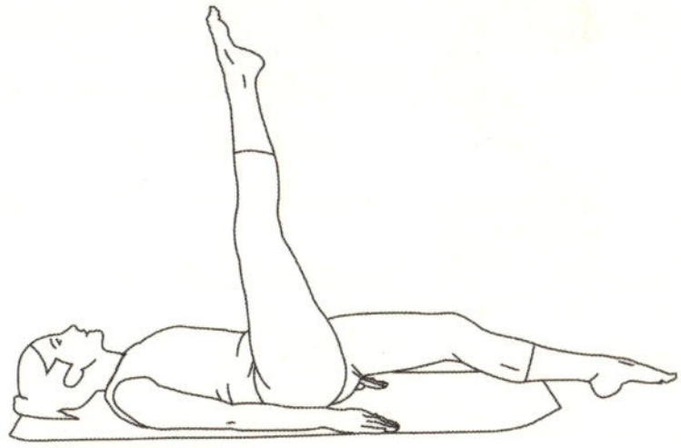

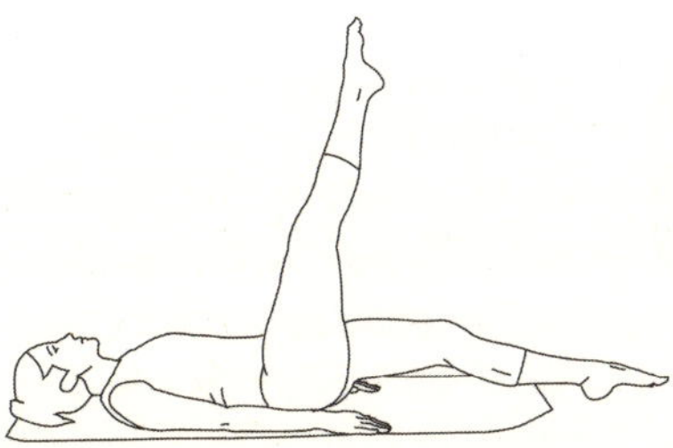

## 3

**Tracez un cercle dans l'autre sens :**
Replacez votre pied au centre, inspirez. Expirez et tracez un cercle dans le sens inverse.

## Exercice 4

# Jambe sur le côté

Pensez à garder votre bassin immobile au sol et à ne pas cambrer votre dos. Si c'est le cas, placez vos jambes légèrement vers l'avant et veillez à maintenir contractés vos abdominaux et vos fessiers. Recommencez 8 fois de chaque côté.

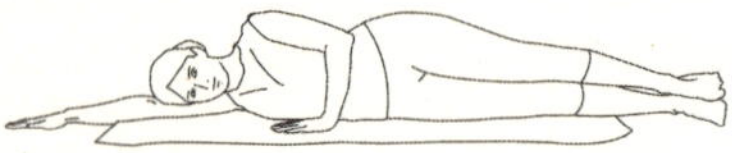

**1**

### Position de départ :

Allongé sur le côté, votre tête repose sur votre bras tendu au sol. L'autre main vient se poser devant vous pour vous aider à maintenir votre équilibre. Vos jambes sont tendues, pieds collés en flexion.

**2**

### Décollez votre pied :

Creusez le ventre et contractez vos fessiers en décollant votre pied supérieur de l'autre.



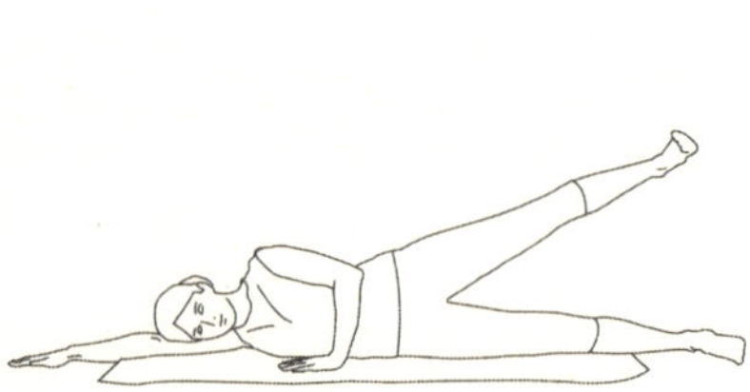

**3**

### Levez la jambe :

Le pied toujours en flexion, levez la jambe sans aller trop haut. Marquez un temps, redescendez la jambe et recommencez.

## Exercice 5

# Demi-chandelle

Pensez à bien creuser votre ventre pour maîtriser le mouvement de retour et éviter tout impact du coccyx sur le sol. Répétez 5 fois.

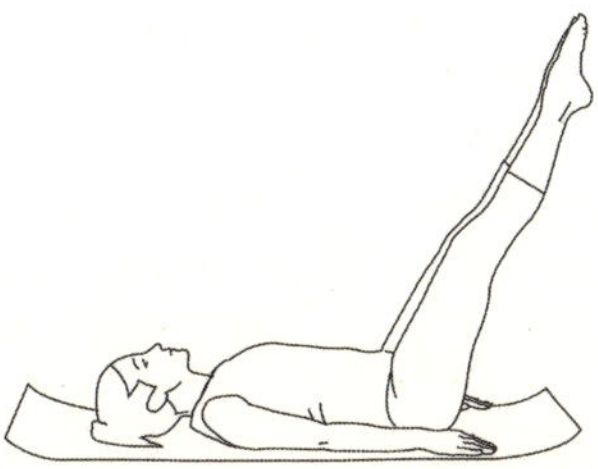

**1**

### Position de départ :

Vous êtes couché sur le dos, vos jambes sont tendues, vos bras le long du corps, paumes des mains au sol. Contractez vos abdominaux en rentrant le ventre pour coller le coccyx au sol. Relevez vos jambes toujours tendues pour les amener perpendiculaires au sol. Si vous éprouvez des difficultés, débutez l'exercice genoux fléchis et tendez simplement les jambes à la verticale.

**2**

### Basculez vos jambes :

Soulevez votre bassin puis votre dos en déroulant la colonne vertébrale. Aidez-vous en basculant vos jambes et en appuyant vos mains et vos bras sur le sol. Pensez à toujours contracter les fessiers.

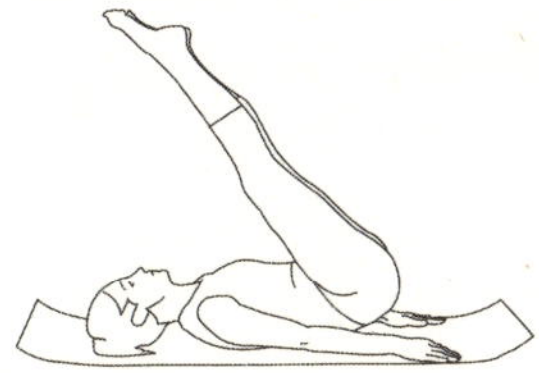

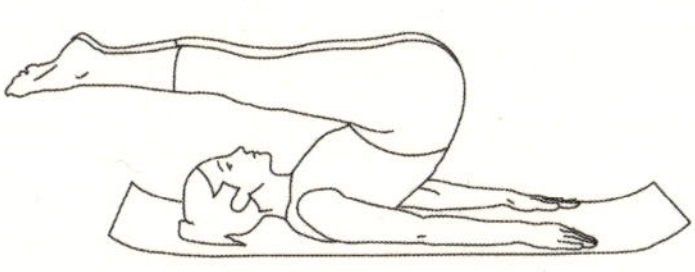

**3**

### Amenez vos jambes parallèles au sol :

Creusez votre ventre et basculez vos jambes de l'autre côté de votre tête. Les épaules sont collées au sol, les jambes tendues et parallèles au sol. Expirez en déroulant la colonne pour revenir en position de départ mais genoux fléchis cette fois.

# Programme 4

## Niveau débutant[2]

Même si vous suivez ce programme pour la première fois, les muscles de votre corps, et notamment ceux de vos hanches, sont déjà en action. Vous les sentirez se tendre, se développer et devenir plus élastiques. Faites ces exercices pieds nus ou en chaussettes pour que les muscles des jambes et des pieds participent entièrement au travail.

**Exercice 1**

# Enroulement

Imaginez que vous posez lentement chaque vertèbre sur le sol. Votre tête ne doit pas bouger mais suivre les mouvements de votre colonne vertébrale. Ne retenez pas votre respiration. Répétez cet exercice 5 à 6 fois, sans pause.

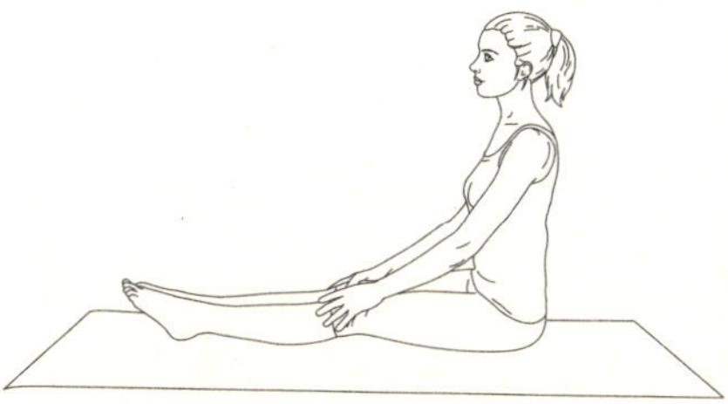

## 1 Position de départ :

Asseyez-vous sur le tapis les jambes tendues et posez vos mains sur vos genoux. Puis, pliez les jambes et maintenez fermement vos pieds au sol. Ils ne doivent pas bouger lors des mouvements.

## 2 Précision :

Votre dos est bien droit. Étirez le haut de votre tête vers le ciel. Le cou doit rester dans le prolongement de votre dos. Posez les mains dans le creux de vos genoux, à votre aise.

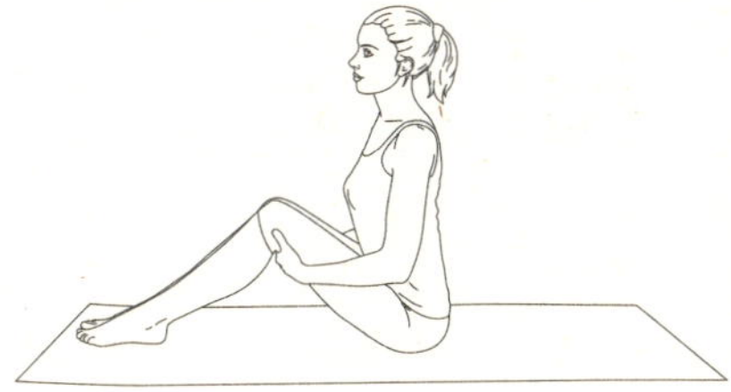

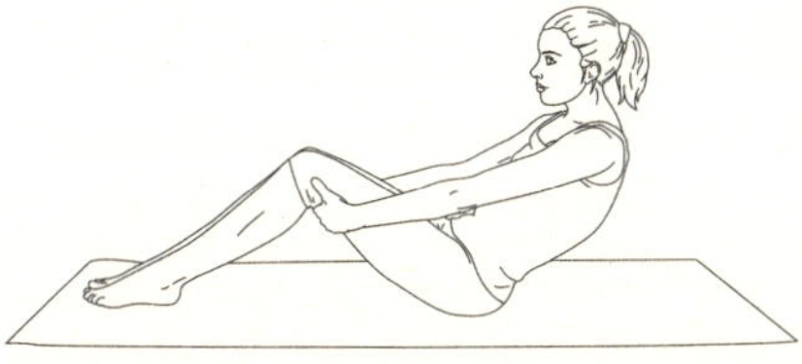

## 3 Déroulez votre colonne vertébrale :

Déroulez votre dos, sans décoller vos pieds du sol, en commençant par poser le bas de votre dos, une vertèbre après une autre. Posez ensuite vos dorsales, puis vos vertèbres cervicales. En expirant, enroulez-vous à nouveau en vous redressant.

## Exercice 2
# Étirement des jambes

Respirez régulièrement, en suivant le rythme de votre respiration. Contractez vos fessiers en étirant vos jambes et n'oubliez pas d'étirer également votre colonne vertébrale. Répétez 7 à 8 fois.

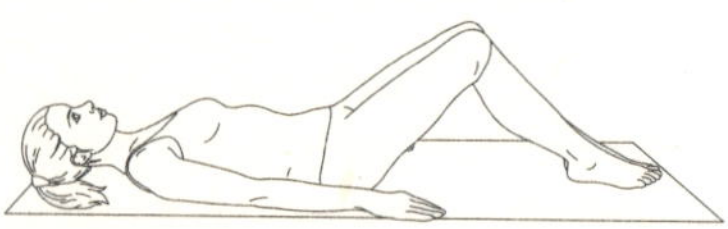

**1**

### Position de départ :
Couché sur le dos, les bras le long du corps, fléchissez un peu les jambes et gardez les pieds au sol.

**2**

### Amenez les genoux vers le buste
Levez les deux jambes, toujours pliées, en les fléchissant davantage, vos genoux vers votre poitrine. Saisissez vos genoux et tirez-les vers votre poitrine. Étirez votre nuque et vos épaules. Faites ce mouvement en expirant.

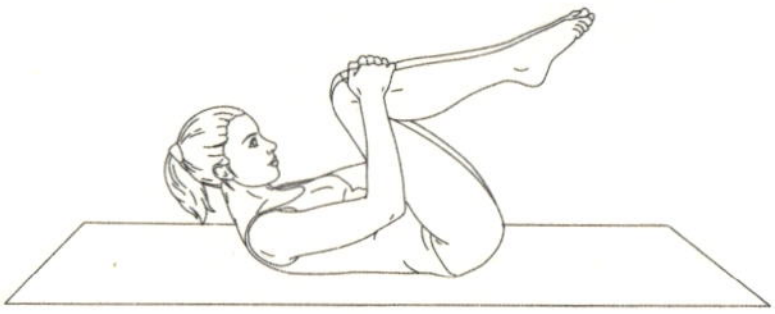

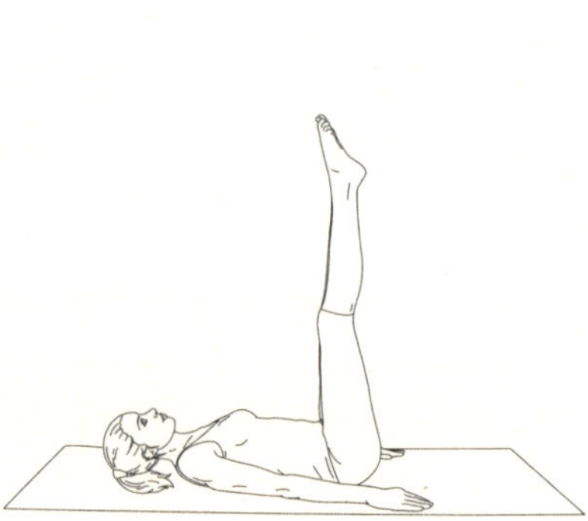

**3**

### Montez les jambes :
Lâchez vos jambes, posez vos mains sur le tapis de chaque côté et tendez vos deux jambes à la verticale. Faites ce mouvement en inspirant. Vos jambes doivent être bien droites. Si cette position est trop difficile, pliez un peu vos jambes.

**Exercice 3**

# Bascule sur le dos

Gardez la tête droite, de sorte qu'elle reste dans le prolongement de votre corps. Ne la renversez pas. Descendez lentement, vertèbre après vertèbre. Réalisez cet exercice en contractant vos muscles, en dirigeant le mouvement.

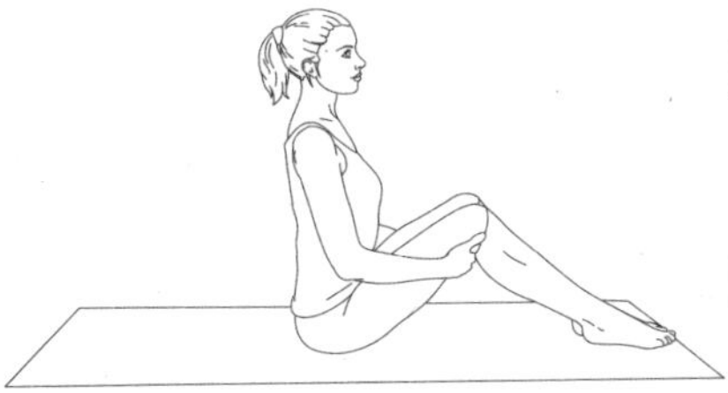

1

**Position de départ :**
Asseyez-vous, fléchissez les jambes et posez vos mains à l'arrière de vos cuisses, juste sous votre genou. Votre dos et votre cou sont droits et alignés. Regardez loin devant vous. Aidez-vous de vos mains pour trouver la bonne position. Inspirez.

2

**Basculez en arrière :**
En expirant, commencez à descendre lentement vers le tapis, une vertèbre après l'autre. Rentrez votre nombril et rapprochez un peu votre menton de votre poitrine.

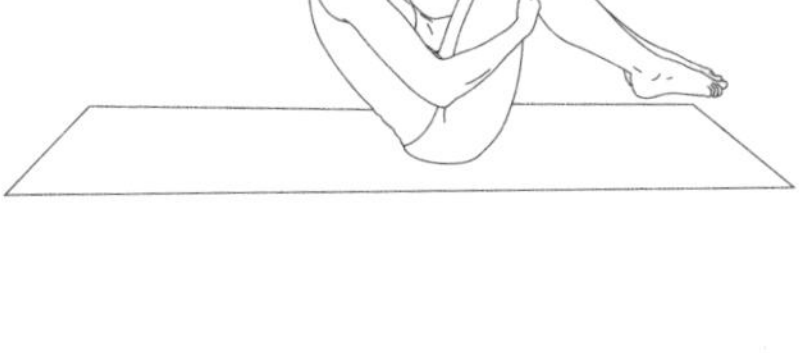

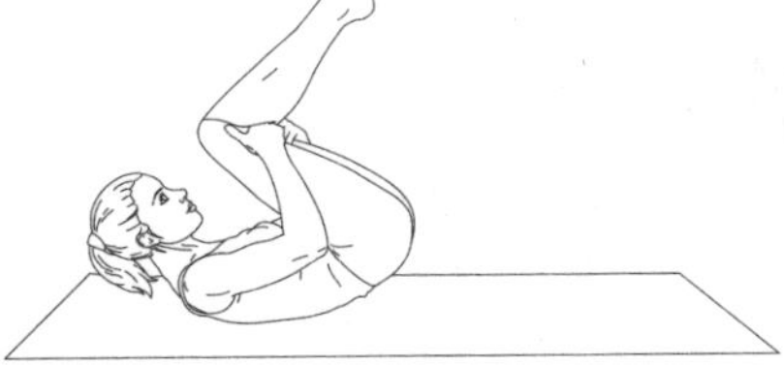

3

**Attention :**
Faites en sorte que chacune de vos vertèbres, du coccyx au rachis cervical, laisse une empreinte sur le tapis. Pour augmenter la tension, touchez votre tête avec vos genoux. Gardez vos abdominaux contractés.

## Exercice 4

# Assouplissement avant

Réalisez cet exercice les jambes tendues, collées contre le sol, soit les bras tendus au-dessus de la tête, soit les mains placées derrière la tête. Ne tendez pas votre cou dans la première phase et utilisez vos muscles abdominaux pour réaliser ce mouvement.

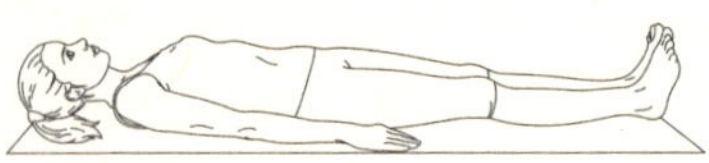

**1**

### Position de départ :

Allongez-vous sur le dos, vos bras le long du corps, vos paumes vers le sol et vos pieds droits. Étirez vos jambes en poussant sur vos talons.

**2**

### Relevez votre buste :

Montez vos mains devant vous, à 45°, puis commencez à redresser votre buste en expirant. Relevez-vous lentement, en commençant par le cou. Contractez vos abdominaux.

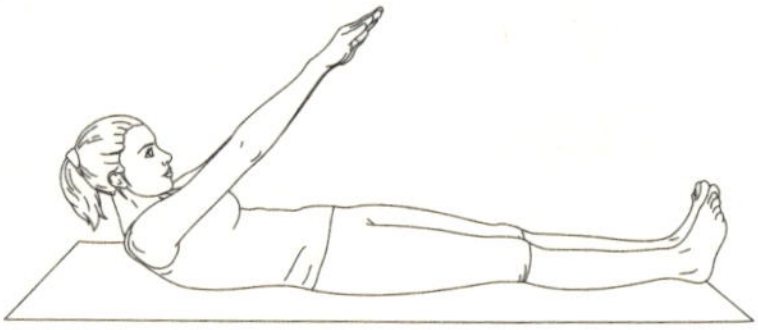

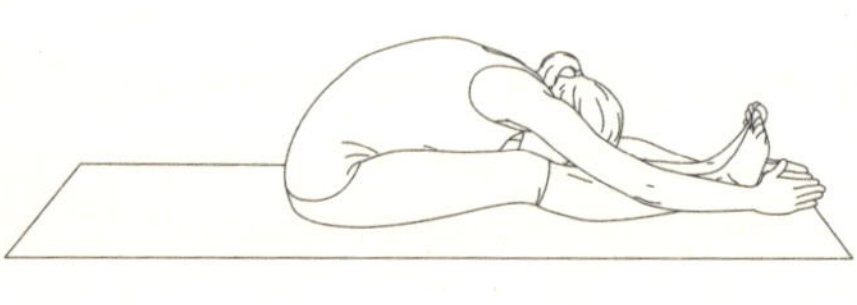

**3**

### Enroulez votre dos :

Continuez le mouvement vers la pointe de vos pieds. Gardez vos bras parallèles aux jambes. Étirez-vous loin devant, autant que vous le pouvez, jusqu'à ce que vous posiez vos mains sur vos pieds. Inspirez et revenez à la position de départ.

## Exercice 5
# L'enfant

Approchez votre menton de la poitrine, de manière de ne pas trop tendre votre cou.
Réalisez cet exercice harmonieusement.

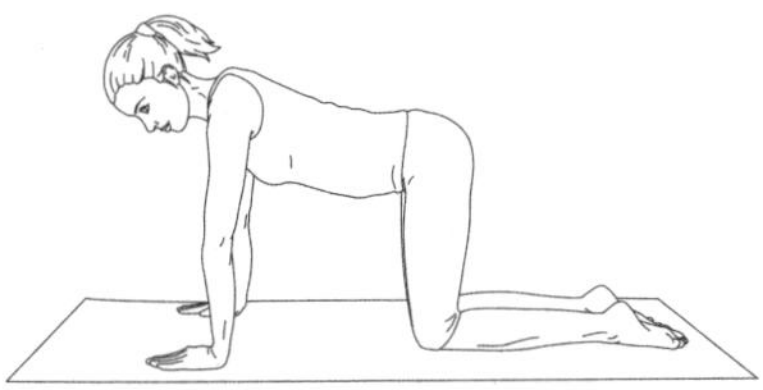

**1**

### Position de départ :

Installez-vous à quatre pattes, comme sur l'image, les jambes fléchies, les pointes des pieds tendues et les bras droits. Votre tête et votre cou restent dans le prolongement de votre dos bien droit. Ne le creusez surtout pas. Inspirez.

**2**

### Amenez votre tête au sol :

En expirant, poussez les fesses en arrière. Ne décollez pas les mains du tapis, elles doivent rester à la même place. Posez votre buste sur vos jambes, sans les écarter. Posez votre tête sur le tapis et détendez les muscles de votre cou. Inspirez.

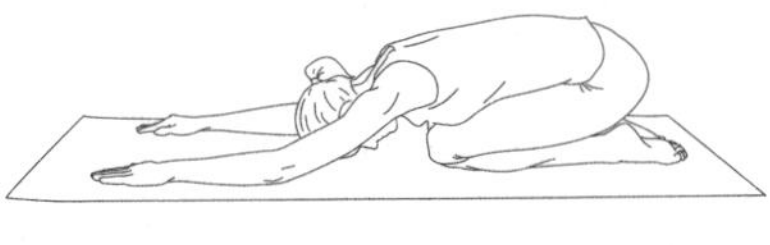

**3**

### Détendez-vous :

En expirant, tracez un cercle avec vos bras et ramenez-les le long de votre corps, les paumes vers le ciel. Déplacez le poids de votre corps vers vos jambes. Respirez calmement jusqu'à une complète relaxation.

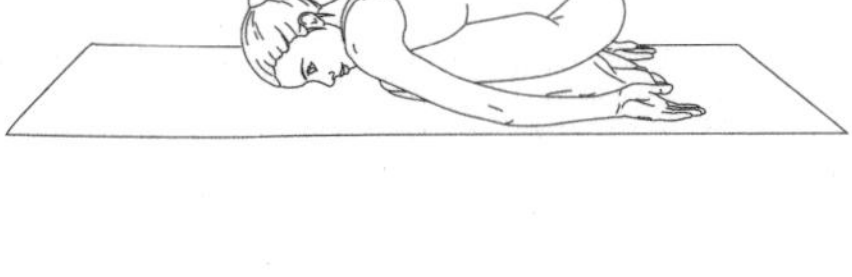

# Programme 5

## Prenez soin de votre dos

Le Pilates accorde une attention particulière à votre dos. Celui-ci subit tous les mauvais mouvements et les mauvaises postures du quotidien. Il absorbe votre stress, vos tensions. Pour ces raisons, les douleurs dorsales sont très fréquentes. Un dos plus fort est moins douloureux et contribue à embellir votre silhouette par une posture plus droite.

**Exercice 1**

# Le pont

Contractez les fessiers durant la totalité de l'exercice. 4 fois en maintenant plus longtemps la position au quatrième mouvement.

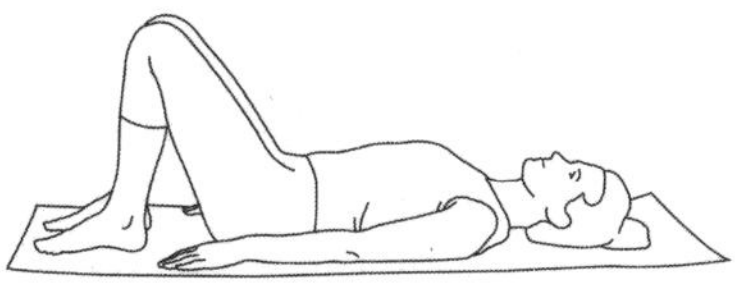

1

**Position de départ :**
Allongé sur le dos, les bras le long du corps. Vos genoux sont fléchis, vos pieds à plat sur le sol à écartement naturel du bassin.

2

**Levez le bassin :**
Sur l'expiration, creusez le ventre et contractez les fessiers pour lever votre bassin du sol. Marquez un temps et redescendez doucement votre bassin sur l'inspiration.

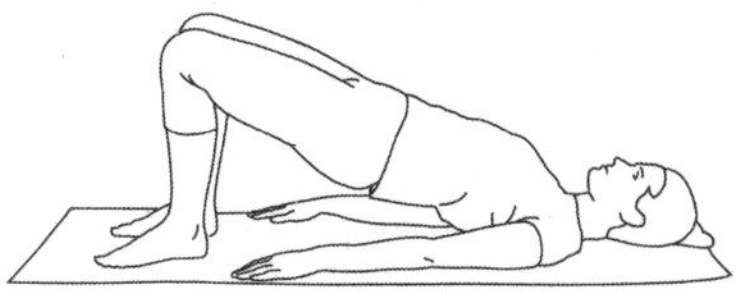

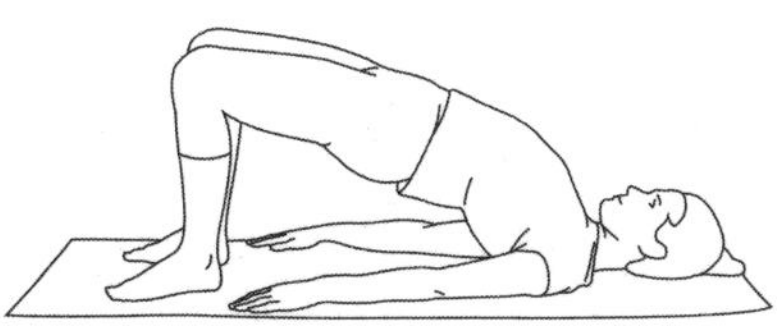

3

**Ne levez pas trop haut :**
Préservez vos lombaires en ne levant pas trop haut votre bassin. Votre corps doit former une ligne droite de votre tête à vos genoux.

## Exercice 2
# Détente des lombaires

Respirez calmement et régulièrement en rentrant votre ventre. Quatre cercles dans un sens, quatre cercles dans l'autre sens.

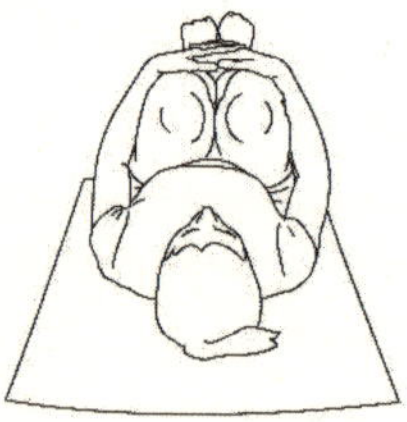

**1**

**Position de départ :**
Allongé sur le dos, vos bras entourent vos genoux fléchis sur votre poitrine.

**2**

**Roulez dans un sens :**
Rentrez le ventre et, tout en tenant vos genoux, massez vos lombaires en effectuant des cercles dans le sens d'une aiguille d'une montre.

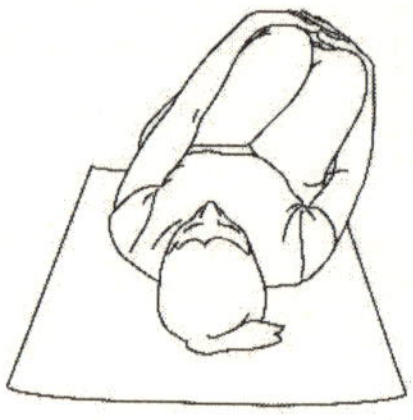

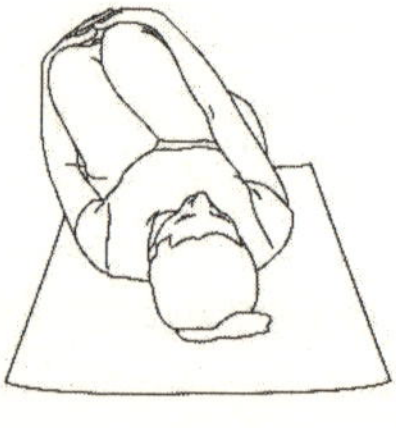

**3**

**Roulez dans l'autre sens :**
À présent, effectuez des cercles dans le sens inverse.

## Exercice 3

# Le chat et le toit pointu

Si la dernière position vous paraît difficile, ne posez pas les talons sur le sol. Une fois en restant plusieurs temps en position finale.

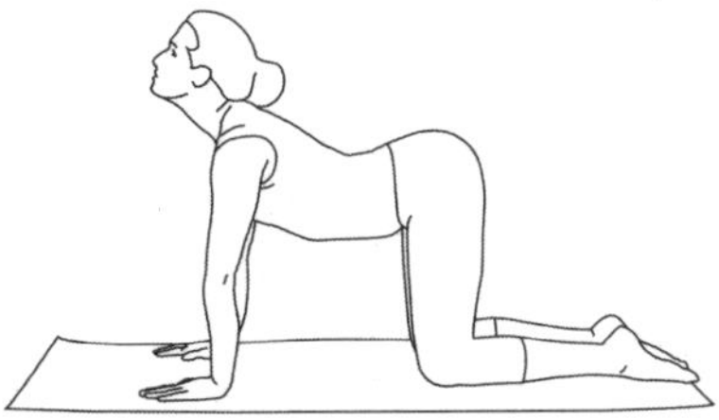

**1**

### Cambrez :

Positionnez-vous à quatre pattes sur le tapis. Inspirez et, sur l'expiration, cambrez le dos au maximum en relevant la tête.

**2**

### Faites le dos rond :

Sur l'inspiration, adoptez la position inverse en arrondissant le dos et en rentrant la tête. Alternez ces deux positions plusieurs fois de suite.

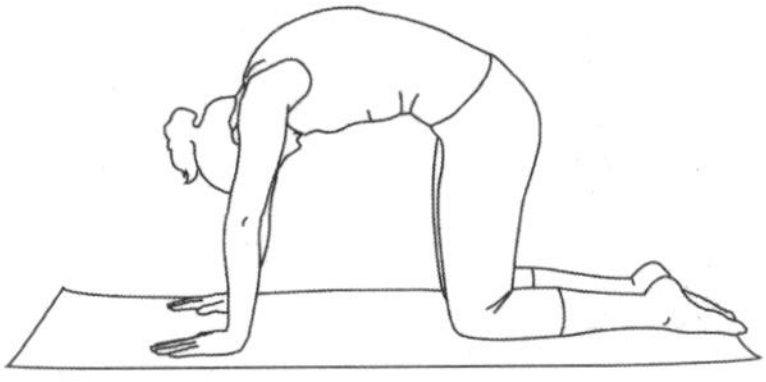

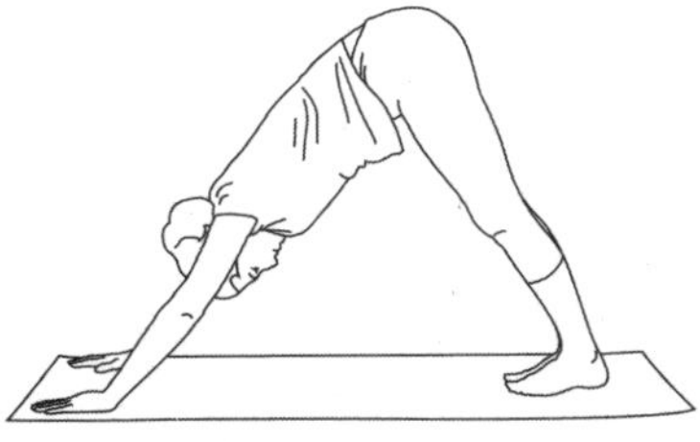

**3**

### Le toit pointu :

Trouvez la position naturelle de votre dos, posez vos orteils sur le tapis et, sur l'expiration, tendez vos jambes bien droites. Votre corps doit former un triangle avec le sol.

## Exercice 4
# Étirement du dos

Attention, l'étirement ne doit pas être douloureux. Veillez à maintenir votre dos bien droit et votre tête dans le prolongement de votre colonne vertébrale. 1 fois.

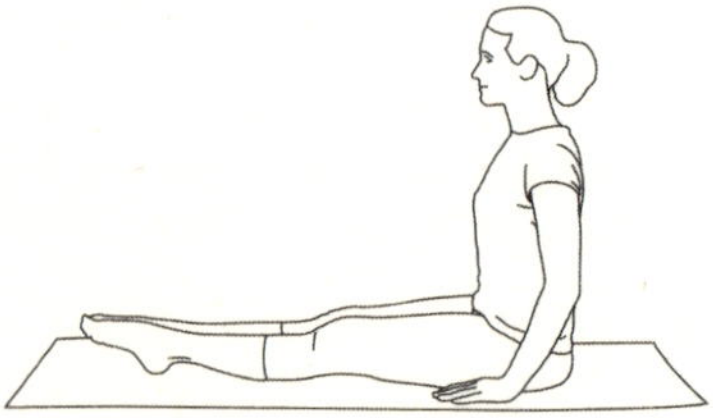

**1**

### Position de départ :
Assis sur le tapis, les jambes tendues, pieds en flexion et le dos bien droit.

**2**

### Rentrez votre ventre :
Sur l'expiration, creusez le ventre et tendez les bras devant vous. Inspirez profondément.

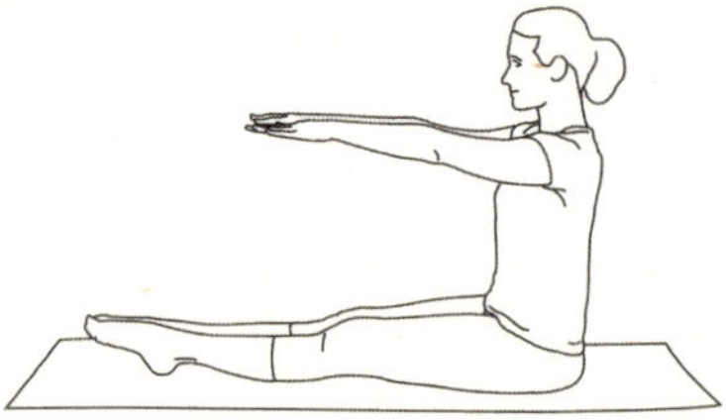

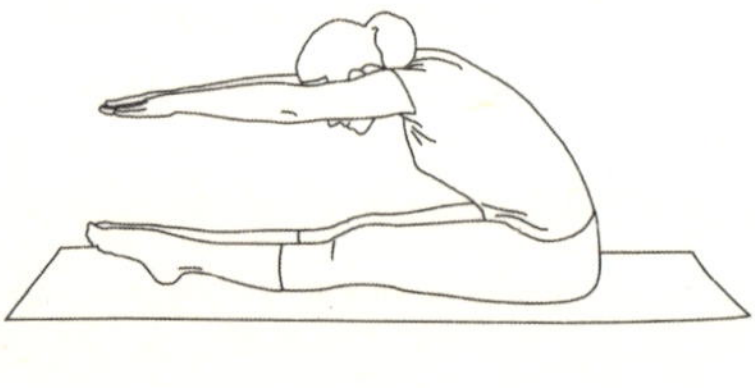

**3**

### Étirez votre colonne :
Sur l'expiration, avancez votre buste pour étirer au maximum votre colonne vertébrale. Marquez un temps en inspirant profondément. Puis, à nouveau sur l'expiration, tentez de pousser plus loin votre étirement.

# Programme 6

## Un corps plus souple et plus mobile

La souplesse et la mobilité du corps participent à la fluidité de vos mouvements, un plus pour votre féminité. Cela passe naturellement par des muscles posturaux solides, un bon sens de l'équilibre et une conscience de votre propre corps.

**Exercice 1**

# Le phoque

N'oubliez pas de creuser votre ventre pour activer votre force abdominale. 4 fois.

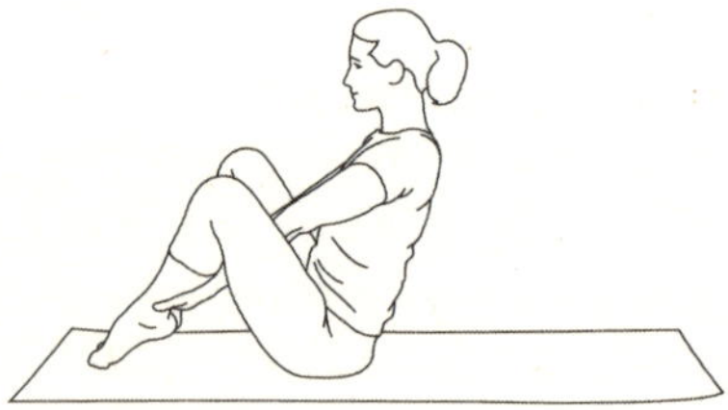

**1**

**Position de départ :**
Assis, les jambes fléchies, la pointe des pieds sur le tapis. Attrapez l'arrière de vos chevilles, en passant vos bras entre vos jambes. Maintenez le dos bien droit.

**2**

**Levez les pieds :**
Sur l'expiration, creusez le ventre. Levez les pieds pour amener vos mollets parallèles au sol et trouvez votre équilibre.

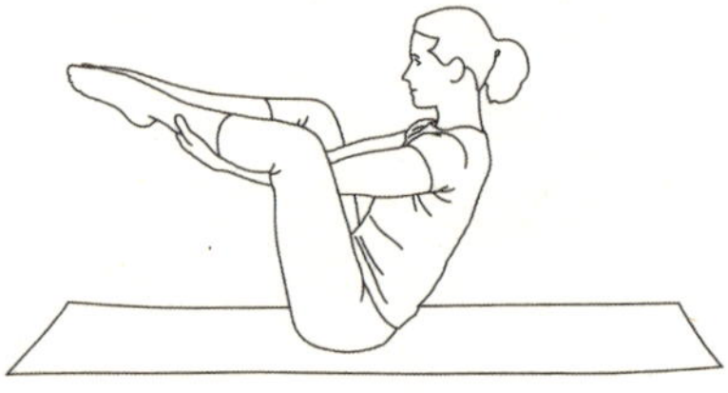

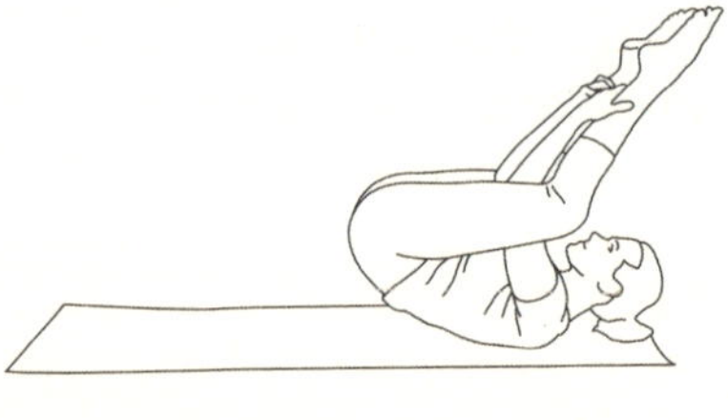

**3**

**Roulez sur le dos :**
Arrondissez votre dos et roulez en arrière jusqu'aux épaules. Tapez une fois vos pieds l'un contre l'autre. Sur l'expiration, roulez en avant pour revenir en position assise sur le bassin et tapez une nouvelle fois vos pieds.

## Exercice 2

# Grands cercles de jambes

Si vos lombaires se décollent du sol malgré la contraction abdominale, tracez des cercles plus petits dans un premier temps. 4 cercles dans les deux sens.

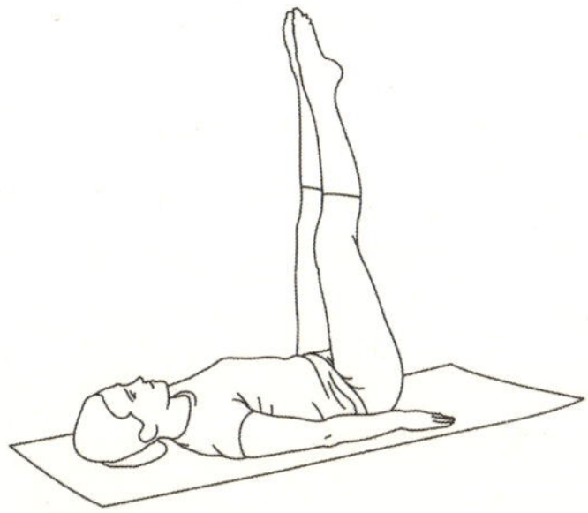

**1**

**Position de départ :**
Allongé sur le tapis, les bras le long du corps. Vos jambes sont tendues l'une contre l'autre, vers le plafond, pieds en extension.

**2**

**Tracez des cercles dans un sens :**
Sur l'expiration, creusez le ventre pour coller vos lombaires sur le tapis. Puis, avec la pointe de vos pieds, tracez de grands cercles dans le sens des aiguilles d'une montre.

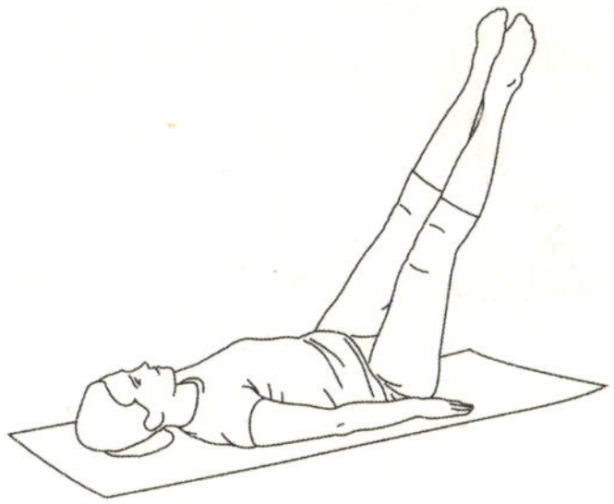

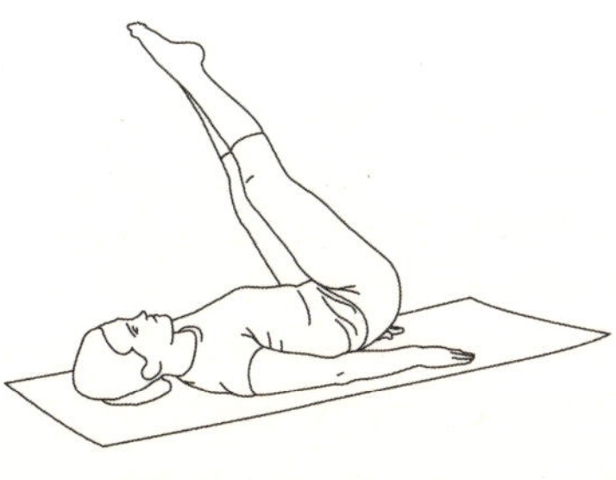

**3**

**Tracez des cercles dans l'autre sens :**
Marquez un temps en position initiale puis tracez à nouveau des grands cercles, dans l'autre sens cette fois-ci.

**Exercice 3**

# Enroulement et déroulement de la colonne vertébrale

Maintenez la contraction abdominale jusqu'à revenir en position initiale, c'est elle qui vous aidera à gérer votre mobilité. 4 fois.

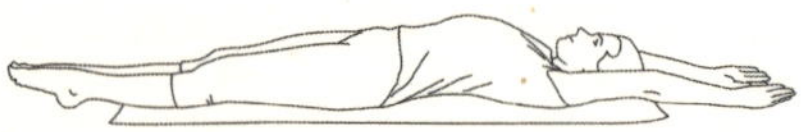

## 1 Position de départ :

Allongé sur le dos, les jambes tendues au sol, pieds en extension. Vos bras sont tendus derrière votre tête, à écartement naturel de vos épaules.

## 2 Enroulez votre colonne vertébrale :

Sur l'expiration, creusez le ventre pour coller vos lombaires sur le tapis. Levez les bras devant vous et décollez la tête du sol, puis les épaules et le dos, en procédant vertèbre par vertèbre.

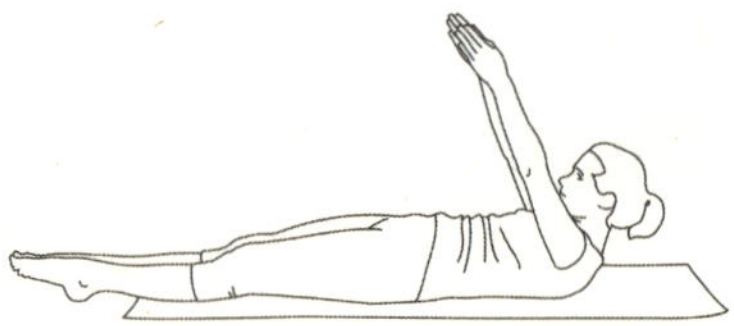

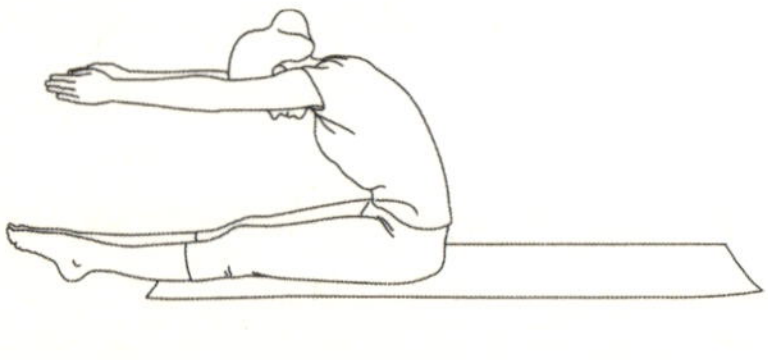

## 3 Étirement, déroulement :

Prolongez le mouvement d'inclinaison du buste en avançant vos bras, tendus et parallèles aux jambes. Revenez en position initiale en reposant une à une chaque vertèbre sur le sol.

## Exercice 4

# Étirement dorsal

Restez dans la position plusieurs temps de manière à étirer doucement les dorsaux et les muscles de la taille. 1 fois de chaque côté.

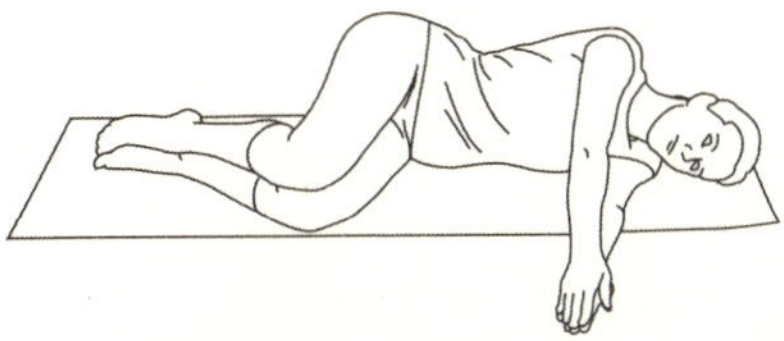

**1** **Position de départ :**
Allongé sur le côté, vos jambes sont fléchies au sol l'une sur l'autre. Vos bras sont tendus devant vous, l'un sur l'autre également.

**2** **Pivotez en arrière :**
Faites glisser votre main droite le long de votre bras gauche en reculant l'épaule libre du côté droit.

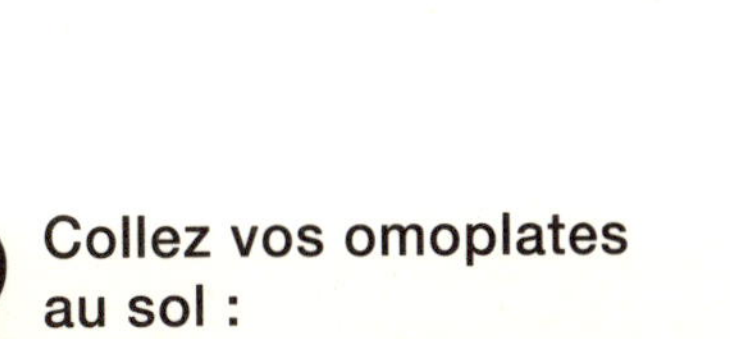

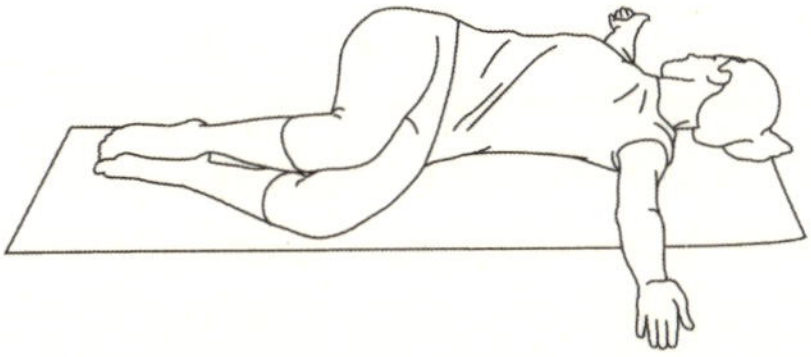

**3** **Collez vos omoplates au sol :**
Prolongez le mouvement jusqu'à ce que vos deux omoplates soient collées sur le tapis. Votre tête suit le mouvement de votre épaule et regarde le bout de votre main droite.

# Équilibre et souplesse

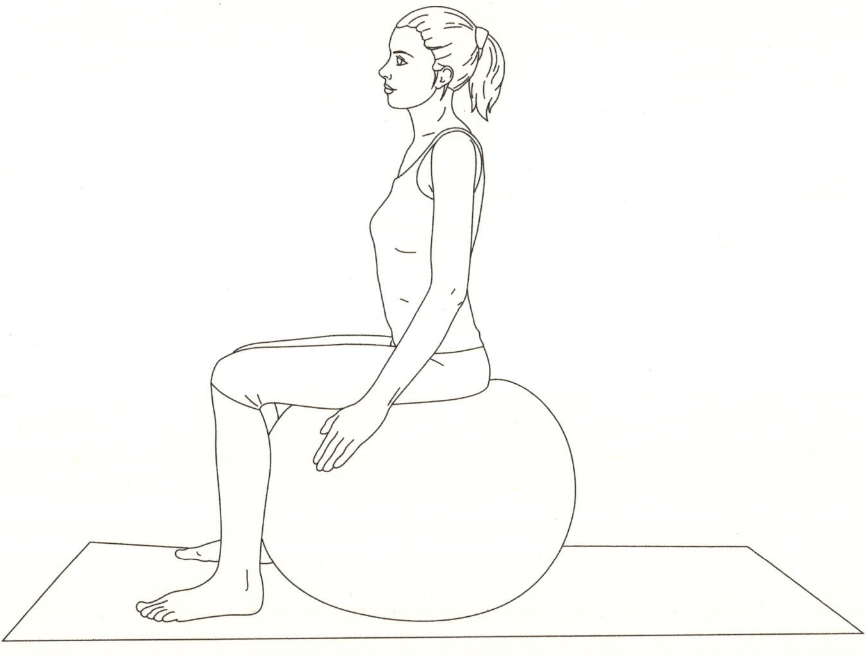

# Programme 7

## Mobilité et souplesse du dos

Ce programme aborde des exercices fondamentaux de Pilates à maîtriser avant d'aller plus loin et à intégrer à chacune de vos séances. Ils vous permettront de prendre conscience de votre colonne vertébrale, de développer sa flexibilité ou de corriger les mauvaises postures.

**Exercice 1**

# Étirement de la colonne vertébrale

| |
|---|
| Détendez et assouplissez votre colonne. Pensez à bien respirer et à creuser votre ventre pendant l'exercice. Répétez 4 fois. |

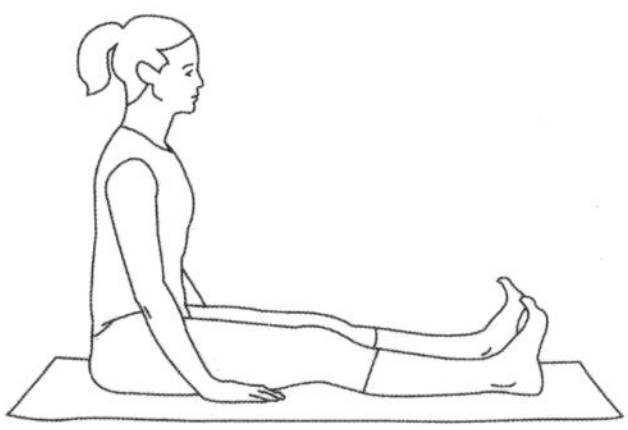

1

**Position de départ :**
Vous êtes assis sur le tapis, vos jambes sont légèrement écartées et tendues, pieds en flexion, la paume de vos mains posée au sol. Gardez votre dos droit en regardant devant vous et rentrez votre ventre.

2

**Étirez votre colonne :**
Inspirez en étirant votre colonne vertébrale vers le haut. Expirez en hochant la tête pour enrouler votre colonne.

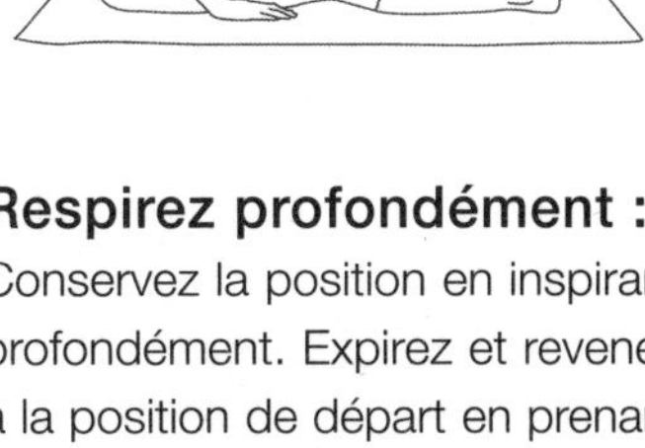

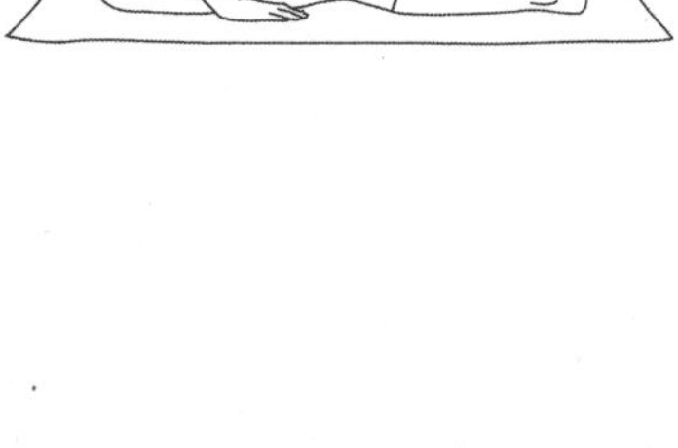

3

**Respirez profondément :**
Conservez la position en inspirant profondément. Expirez et revenez à la position de départ en prenant votre temps pour remettre une à une, vertèbre sur vertèbre.

## Exercice 2

# Enroulement et déroulement de la colonne vertébrale

Répétez 5 fois. Pensez à creuser le ventre et à bien respirer. Cet exercice s'effectue lentement, le mouvement doit être contrôlé par votre force abdominale.

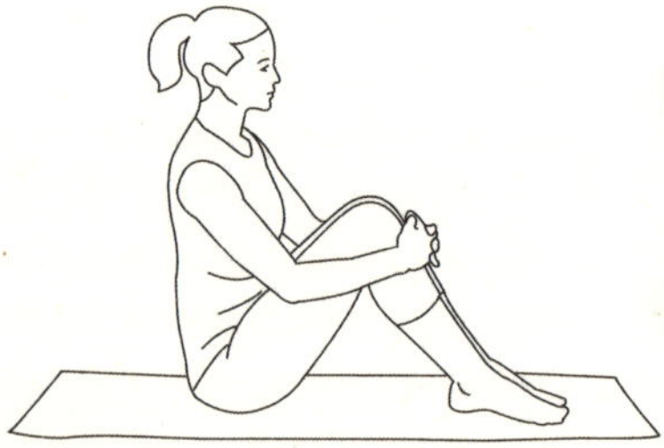

**1 Position de départ :**
Vous êtes assis au bord du tapis, dos droit, vos jambes sont fléchies, vos pieds à plat sur le sol et vos mains sous vos cuisses. Inspirez en étirant le dos.

**2 Déroulez votre colonne vertèbre par vertèbre :**
Expirez en rentrant le ventre, votre dos s'arrondit, déroulez votre colonne vertébrale en commençant par votre coccyx.

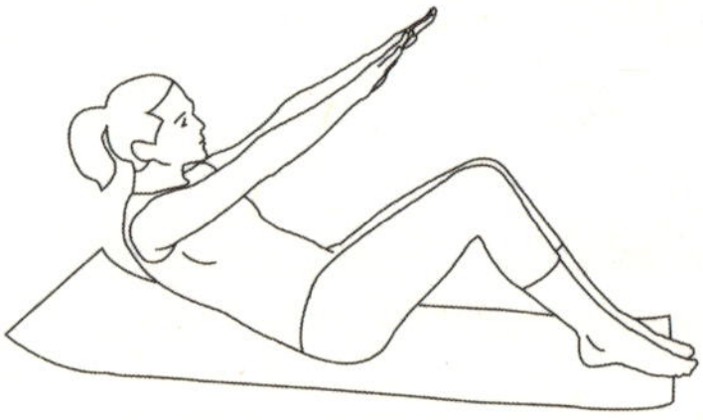

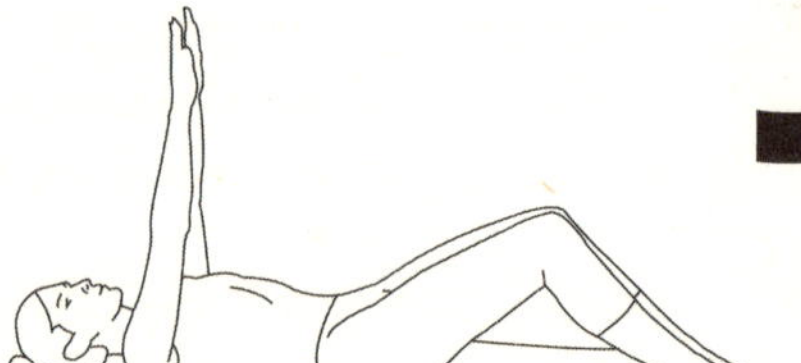

**3 Posez entièrement votre colonne au sol :**
Continuez à dérouler votre colonne jusqu'à la nuque, puis enfin votre tête. Inspirez profondément. Expirez et rentrez à nouveau votre ventre pour revenir, en enroulant votre colonne vertébrale, en position assise, dos courbé. Inspirez pour revenir en position initiale, en superposant vos vertèbres les unes sur les autres, puis votre tête.

## Exercice 3

# Rotation du buste, assis

Répétez 4 à 8 fois. Pensez à contracter vos abdominaux en rentrant le ventre et à garder les hanches bien ancrées au sol.

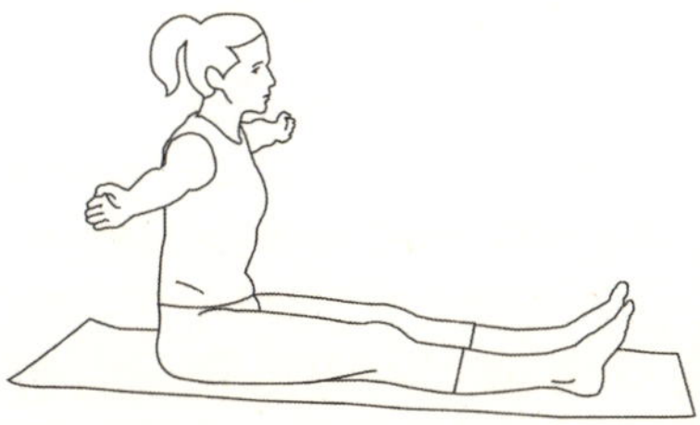

**1**

**Position de départ :**
Assis le dos bien droit, les jambes tendues à écartement naturel du bassin. Vos bras sont tendus en croix, paumes des mains vers l'avant.

**2**

**Pivotez du côté droit :**
Étirez votre colonne et, tout en veillant à immobiliser vos jambes et votre bassin, pivotez du côté droit au maximum.

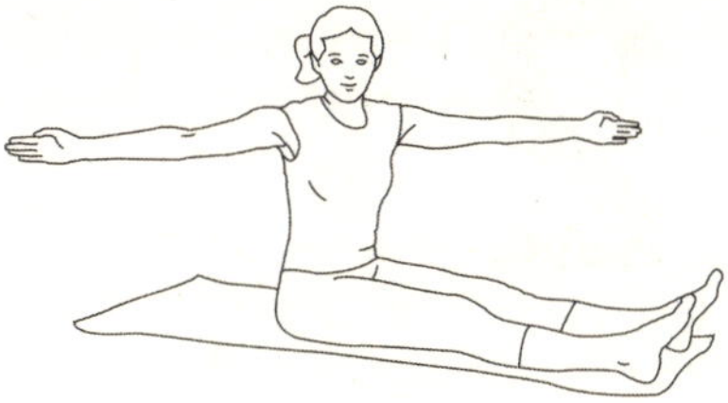

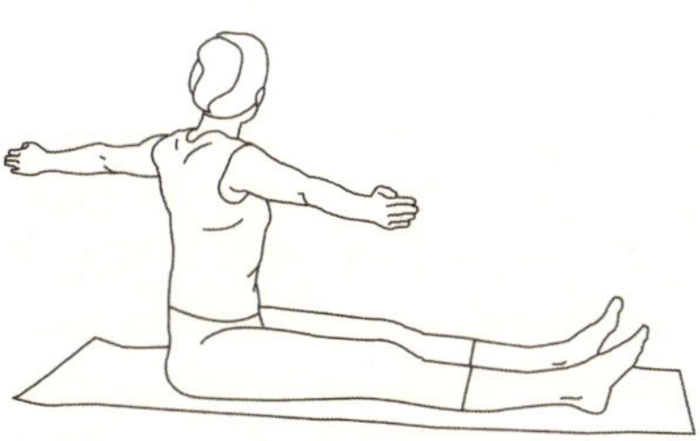

**3**

**Pivotez du côté gauche :**
Revenez en position initiale, le dos toujours bien droit et pivotez à présent du côté gauche.

## Exercice 4

# Le cygne

Répétez 4 fois. Pensez à garder la tête droite. Contractez les fessiers pour protéger vos lombaires.

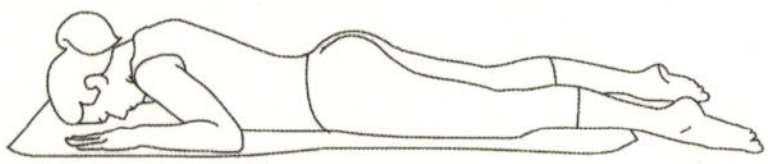

### 1 Position de départ :

Allongé sur le ventre, les jambes écartées à largeur du bassin. Vos pieds sont en extension, talons vers l'intérieur. Votre front est posé sur le sol, vos coudes sont fléchis, la paume des mains à plat au sol, au niveau du visage.

### 2 Coudes au sol :

Rentrez le ventre et contractez les fessiers. Sur l'expiration, décollez votre poitrine et votre tête du sol. Vos coudes restent fléchis et au sol.

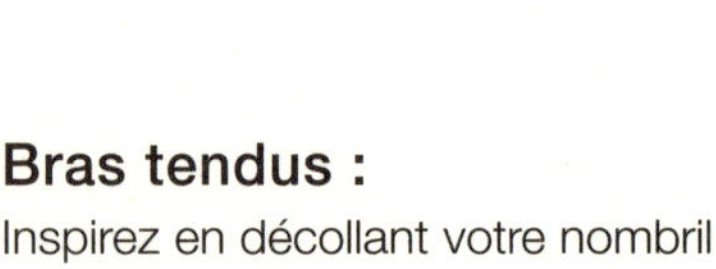

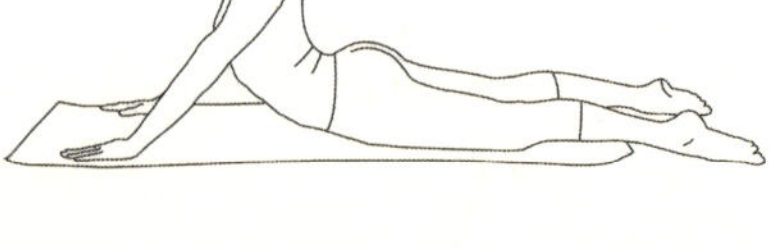

### 3 Bras tendus :

Inspirez en décollant votre nombril du tapis, pensez à rentrer votre ventre. Expirez, poussez sur vos mains et tendez vos bras pour soulever plus haut votre buste. Inspirez en tenant la position, expirez pour revenir en position de départ.

## Exercice 5

# Assouplissement de la colonne, debout

Répétez 4 fois. Le mouvement doit être lent pour être efficace. Il vise à détendre aussi bien votre dos que votre esprit. Tentez de ressentir chaque point de votre colonne.

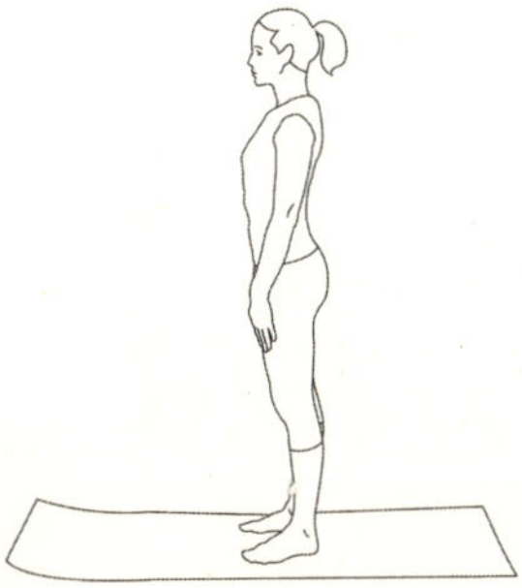

**1**

### Position de départ :

Debout, les pieds parallèles à écartement naturel du bassin et le dos bien droit. Regardez droit devant vous, relâchez les bras et les épaules. Inspirez.

**2**

### Enroulez votre colonne vers le bas :

Rentrez le ventre et, sur l'expiration, enroulez vers le bas en commençant par la tête, puis vertèbre par vertèbre. Inspirez et détendez-vous en laissant pendre vos bras.

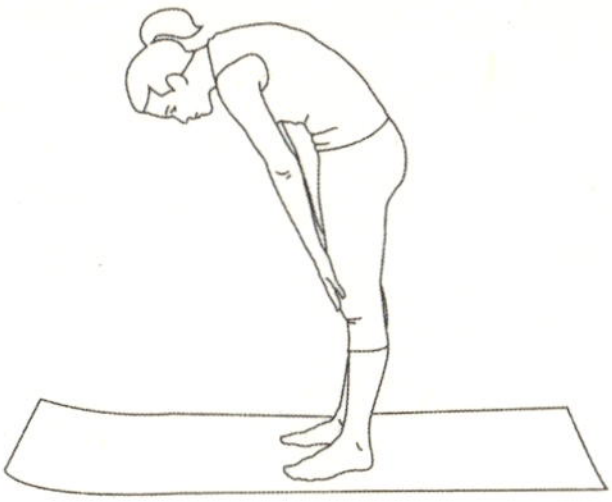

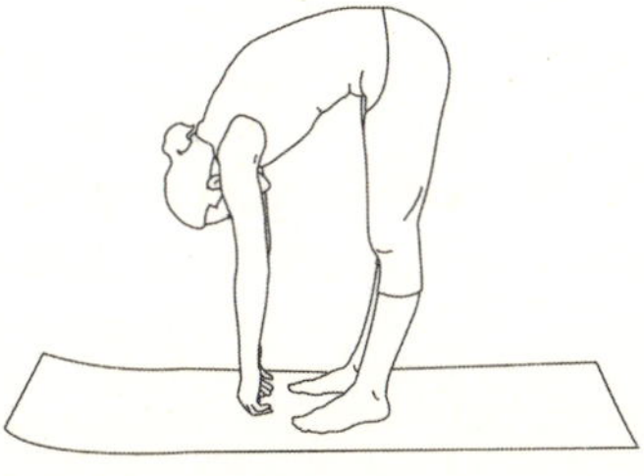

**3**

### Déroulez votre colonne pour remonter votre buste :

Sur l'expiration, déroulez votre colonne vertèbre par vertèbre pour remonter votre buste et revenir en position initiale. N'oubliez pas de rentrer votre ventre.

# Programme 8

## Niveau intermédiaire

Vous connaissez déjà le pont ou les pompes, des exercices de renforcement classiques. Découvrez à présent leur version Pilates, pour encore plus d'efficacité. Mais avant de vous lancer dans ce programme, assurez-vous de bien maîtriser les exercices des programmes précédents.

## Exercice 1

# Le rocking-chair

Contrôlez le mouvement en vous aidant de votre force abdominale. Immobilisez votre regard sur vos genoux et concentrez-vous sur l'arrondi de votre colonne vertébrale. Répétez 8 fois.

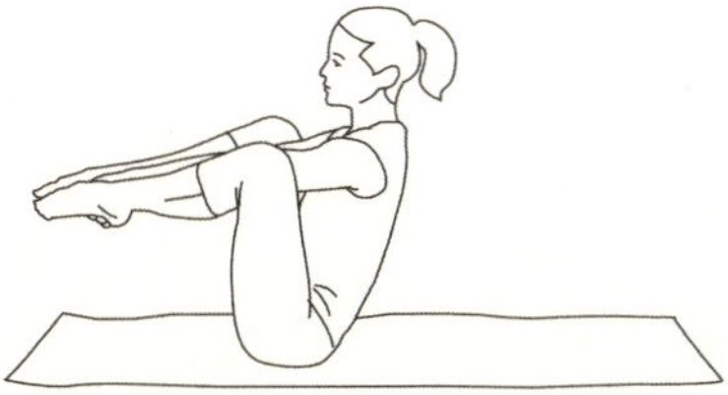

**1**

### Position de départ :

Assis sur les fessiers, genoux fléchis et pointes des pieds réunies au sol. Tendez vos bras pour attraper l'intérieur de vos pieds et levez les pieds en tentant de trouver votre équilibre.

**2**

### Basculez en arrière :

Expirez en rentrant votre ventre, tout en arrondissant votre dos. À l'inspiration, basculez vers l'arrière jusqu'aux omoplates, pointes des pieds vers le ciel.

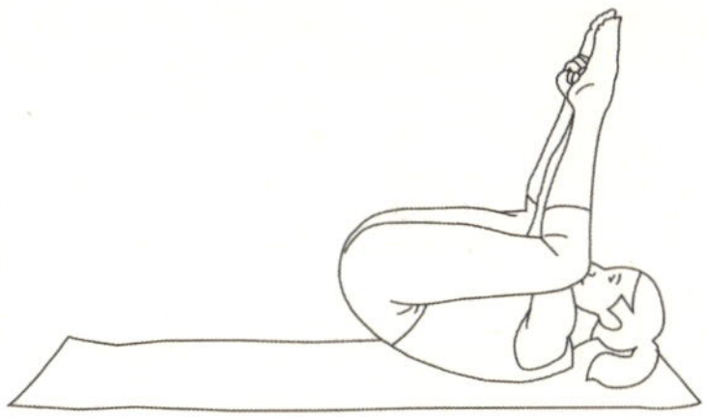

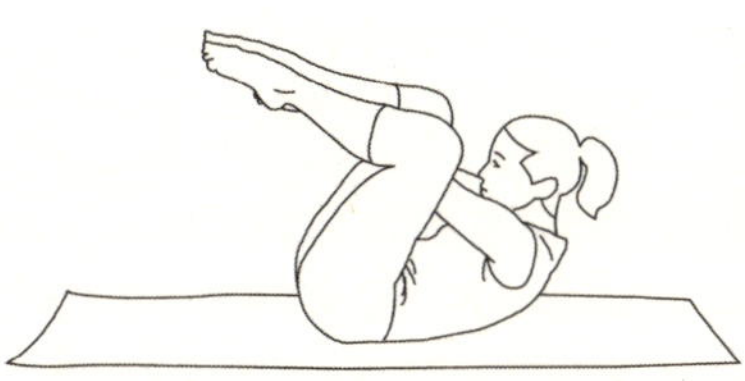

**3**

### Basculez vers l'avant :

Expirez et basculez en avant pour retrouver votre position de départ. Le ventre toujours rentré, le dos toujours arrondi.

**Exercice 2**

# Travail des obliques

Répétez 8 fois de chaque côté. Creusez le ventre et relâchez le cou.

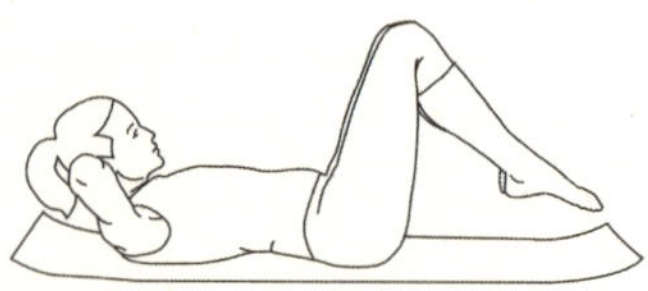

## 1

**Position de départ :**
Allongé sur le dos, les genoux fléchis, pieds en extension et décollés du sol. Vos mains sont placées derrière votre nuque. Inspirez pour soulever votre tête du sol, en rentrant votre ventre pour garder votre dos collé au sol.

## 2

**Tendez une jambe :**
Expirez en tendant une jambe et dans le même temps, tournez votre buste du côté de la jambe qui reste pliée. Veillez à contracter vos abdominaux en creusant votre ventre.

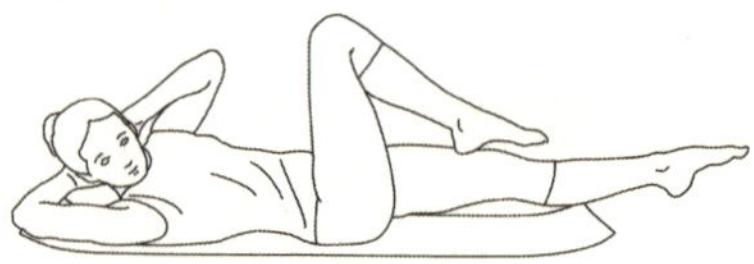

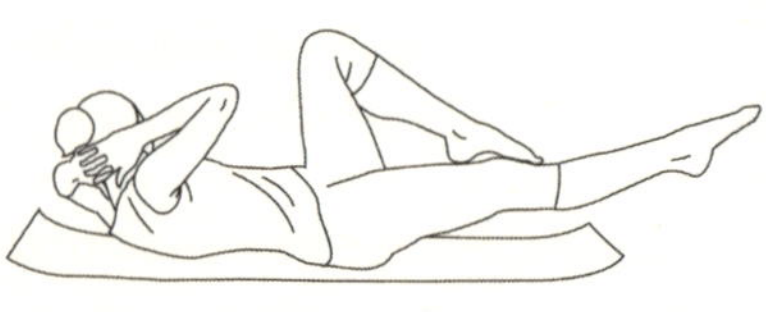

## 3

**Tendez l'autre jambe :**
Inspirez en regroupant vos genoux. Expirez en effectuant le même mouvement de l'autre côté.

**Exercice 3**

# Le pont sur ballon

Répétez 4 à 8 fois. Aidez-vous des paumes et des bras sur le tapis pour maintenir l'équilibre.

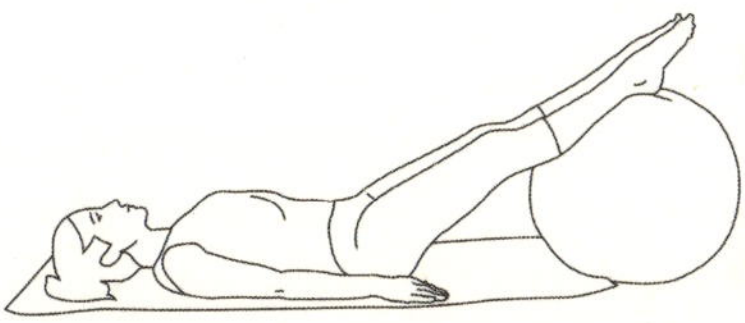

**1**

**Position de départ :**
Allongé sur le dos, les bras le long du corps, fessiers au bord du tapis. Vos jambes sont tendues et posées sur la Pilates ball.

**2**

**Levez les hanches :**
Expirez en soulevant le bassin du sol, aidez-vous en appuyant sur le ballon et en contractant les fessiers. Inspirez en maintenant la position.

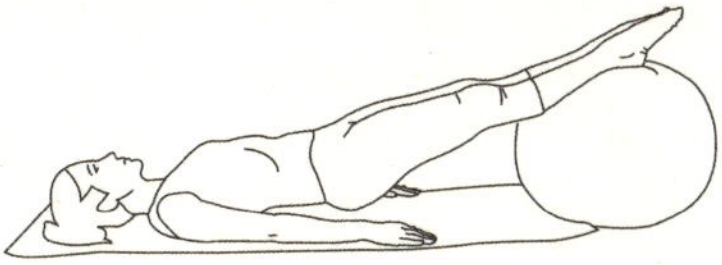

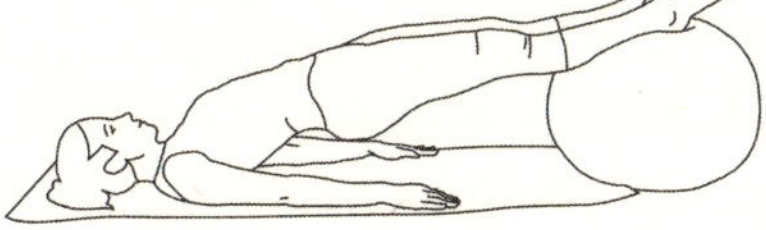

**3**

**Encore plus haut :**
Expirez et essayez de lever encore plus haut les hanches en contractant au maximum les fessiers. Tenez la position le plus longtemps possible. Redescendez lentement en expirant pour revenir en position de départ.

**Exercice 4**

# Étirement des ischio-jambiers

Creusez le ventre et gardez les jambes bien tendues. 4 étirements pour chaque jambe.

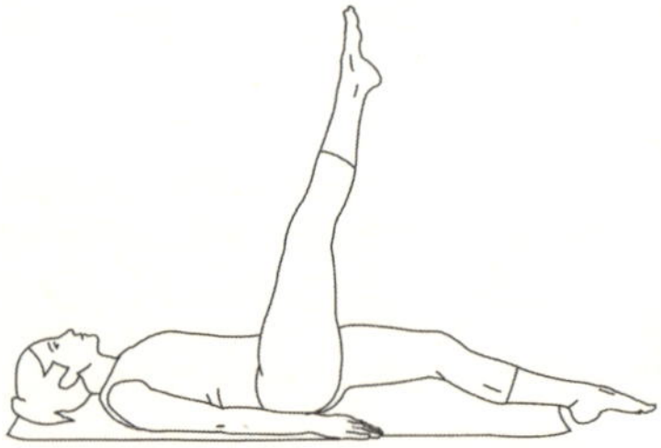

## 1 Position de départ :

Couché sur le dos, les bras le long du corps, paume des mains à plat sur le sol. Inspirez et levez une jambe tendue à la verticale, l'autre jambe reste tendue sur le sol. Vos pieds sont en extension. Expirez.

## 2 Étirez vos ischio-jambiers :

Inspirez en soulevant la tête du sol puis décollez les omoplates pour attraper la jambe sous la cheville et la ramener vers vous le plus possible. Vos deux jambes restent tendues. Expirez en reposant la jambe et les omoplates sur le sol.

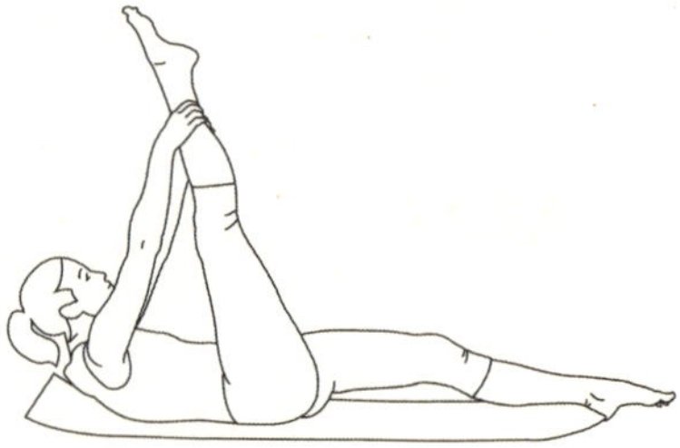

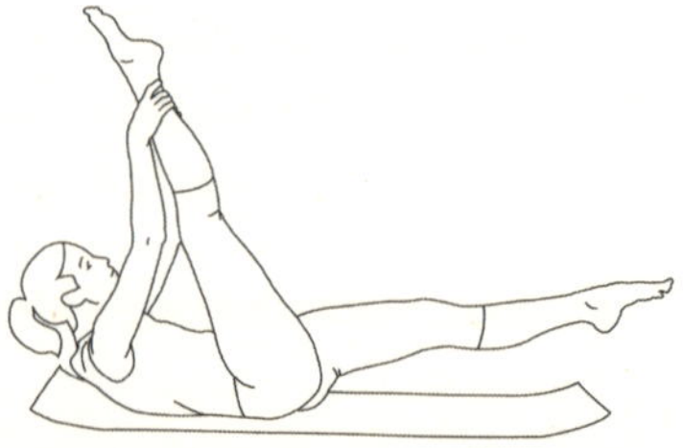

## 3 Décollez votre pied du sol :

Si vous éprouvez des difficultés à faire cet exercice, laissez le pied de votre autre jambe se décoller naturellement du sol mais veillez à ce qu'elle reste tendue.

## Exercice 5

# Les pompes

Veillez à bien rentrer le ventre et à avancer votre bassin pour éviter de cambrer le dos. Répétez 4 à 8 fois. Si vous éprouvez des difficultés à faire cet exercice, posez les genoux à terre, les pieds en extension vers le ciel.

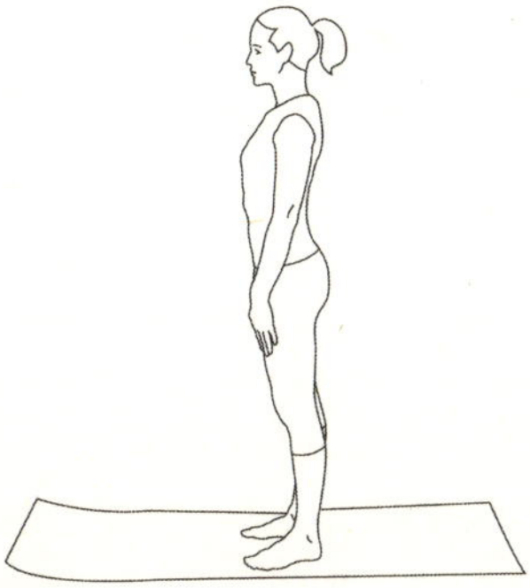

**1**

### Position de départ :

Debout, le dos bien droit et le regard fixe devant vous. Inspirez. Sur l'expiration, rentrez le ventre et enroulez la colonne vers le bas, en commençant par la tête, puis vertèbre par vertèbre.

**2**

### Avancez sur les mains :

Enroulez-vous jusqu'à toucher le sol avec la paume de vos mains. Avancez sur vos mains pour vous retrouver en position : le corps forme une ligne droite en appui sur la paume des mains et les orteils.

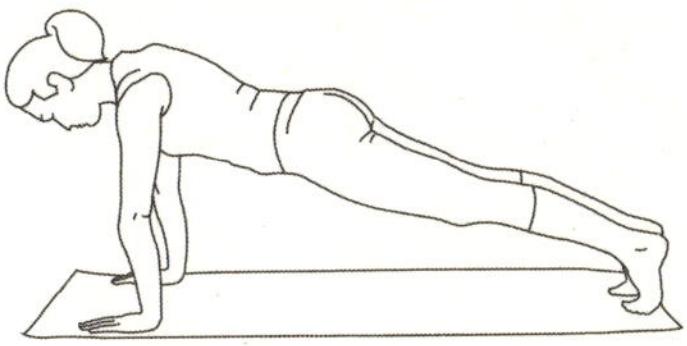

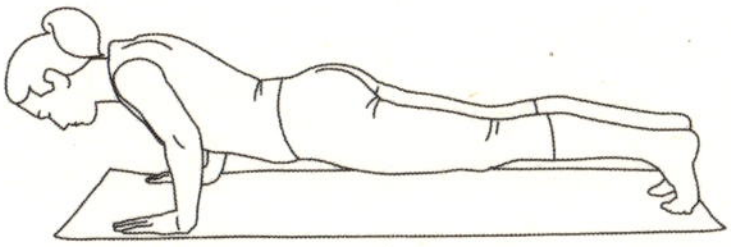

**3**

### Fléchissez les coudes :

Sur l'inspiration, fléchissez les coudes en veillant à conserver la ligne droite que dessine votre corps. Sur l'expiration, tendez les coudes.

# Programme 9

## Pilates avec le ballon

Ce programme est conçu pour le renforcement du dos, de la taille et des abdominaux. Mais aucune partie du corps n'est laissée de côté. Tous les exercices se complètent l'un l'autre et assurent ainsi l'équilibre de tout le corps. Vous pouvez également tester votre endurance et améliorer votre coordination.

**Exercice 1**

# Enroulement avec fléchissement des jambes

En réalisant cet exercice, n'oubliez pas de conserver votre corps parallèle au sol. Respirez régulièrement et faites les mouvements lentement. Répétez 4 à 5 fois, autant que possible.

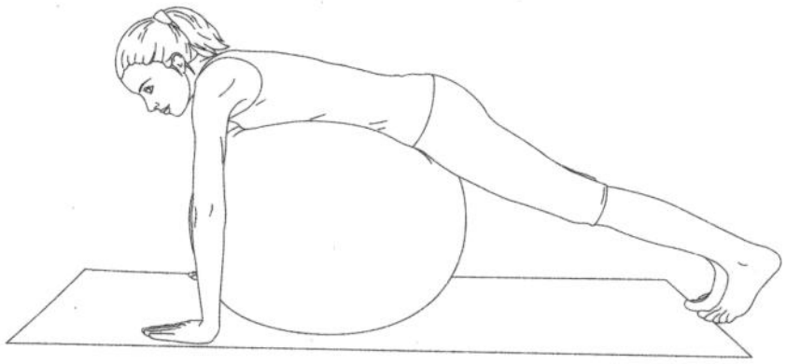

1

**Position de départ :**

Posez vos cuisses sur le ballon. Marchez en avant sur le sol en vous aidant de vos mains, jusqu'à ce que le ballon arrive sous vos chevilles.

2

**Précision :**

Vos mains doivent rester sous vos épaules. Veillez à ce que votre corps soit parallèle au sol. N'abaissez pas votre bassin et tendez vos abdominaux.

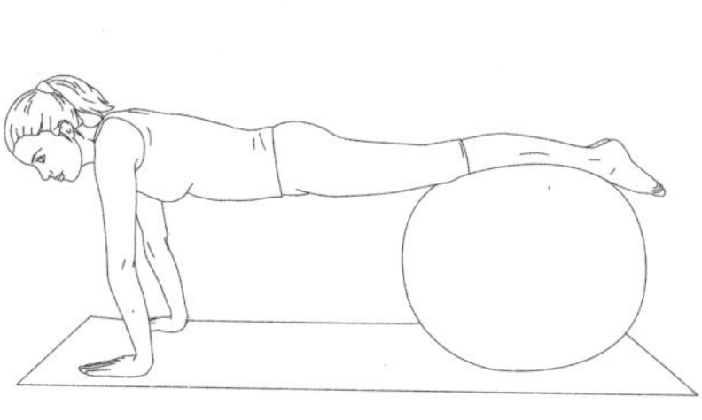

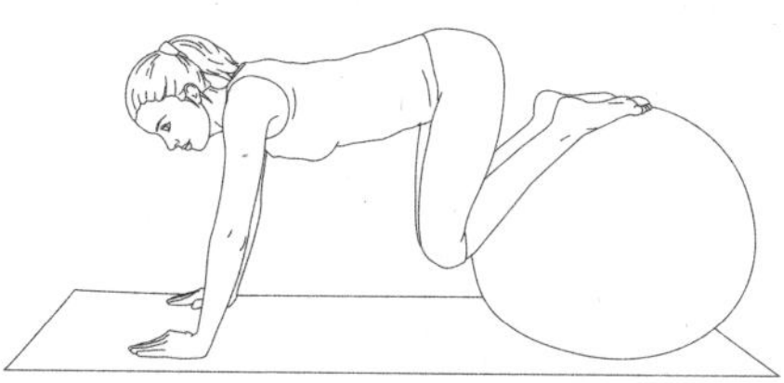

3

**Position finale :**

Inspirez. En expirant, fléchissez vos jambes et approchez vos genoux de votre poitrine. En inspirant, redressez vos jambes et faites reculer le ballon.

## Exercice 2
# La pique

| |
|---|
| L'angle de votre buste ne doit pas dépasser 90°. Si vous êtes débutant, gardez la position et marquez 5 à 8 temps. |

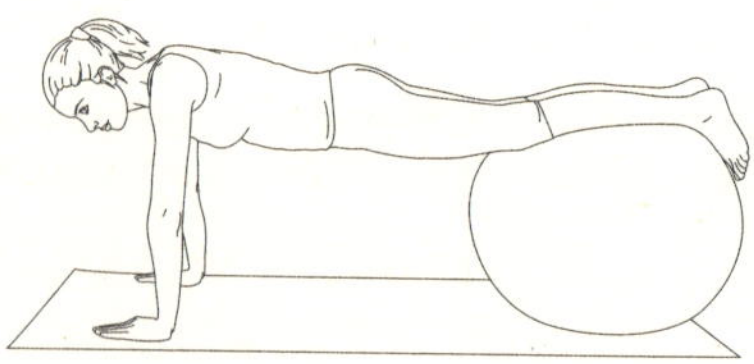

**1** **Position de départ :**
Couchez-vous sur le ballon et marchez en avant sur le sol en vous aidant de vos mains, jusqu'à ce que le ballon se trouve sous vos chevilles. Vos mains doivent être sous les épaules.

**2** **Attention :**
Trouvez votre point d'appui et inspirez. En expirant, soulevez votre bassin sans fléchir vos jambes.

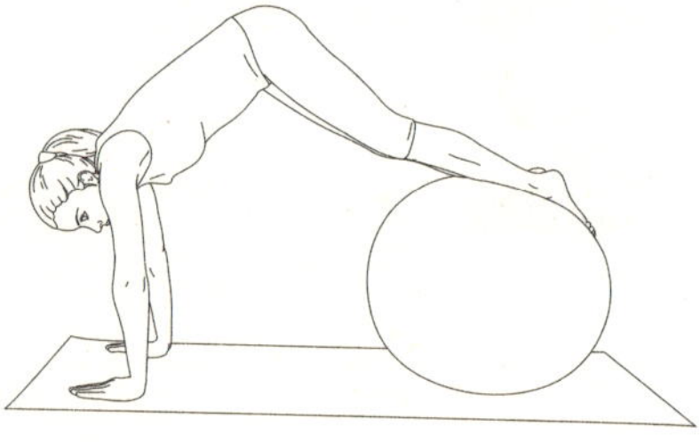

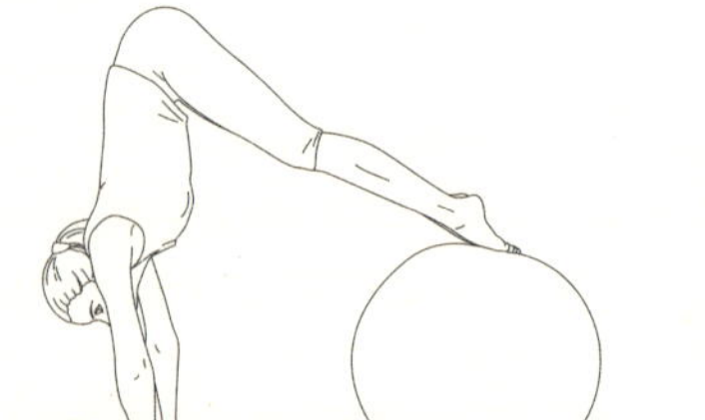

**3** **Montez votre bassin :**
Commencez à faire lentement rouler la balle vers vos mains. Levez votre bassin aussi haut que possible, selon votre maximum. En inspirant, faites reculer la balle.

**Exercice 3**

# Torsion avec fléchissement latéral des jambes

En passant de la position « ligne droite » à la position « torsion », n'oubliez pas que vos pieds doivent être joints. Essayez de ne pas les bouger. Tendez vos fessiers et vos abdominaux au maximum.

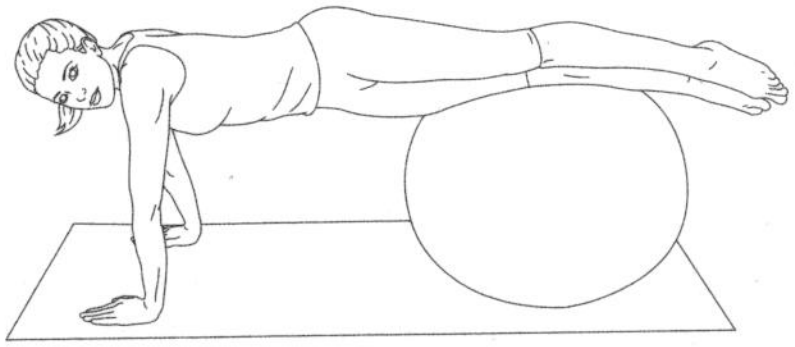

**1**

## Position de départ :

Posez vos cuisses sur le ballon. Marchez en avant sur le sol en vous aidant des mains, jusqu'à ce que le ballon arrive sous vos chevilles.

**2**

## Pivotez sur le côté :

Inspirez et, en expirant, tournez votre corps sur le côté. N'oubliez pas que c'est seulement la partie au-dessous de votre taille qui doit tourner. Maintenez vos omoplates parallèles au sol.

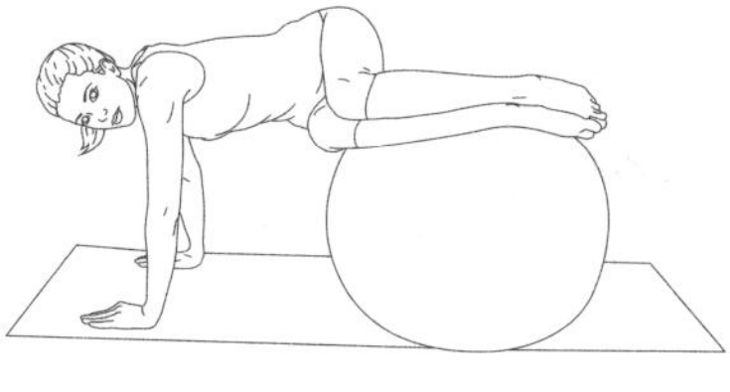

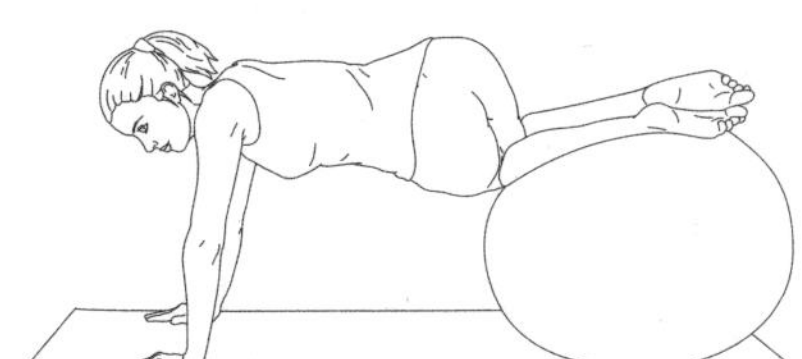

**3**

## Mouvement final :

En expirant, fléchissez vos jambes et tirez le ballon vers une de vos épaules. En inspirant, redressez vos jambes et faites reculer le ballon. Répétez de l'autre côté.

## Exercice 4
# Ciseaux tournants

La douceur est un élément très important dans cet exercice. Les mouvements s'enchaînent lentement, sans pause, ni arrêt. Répétez l'exercice 5 à 6 fois.

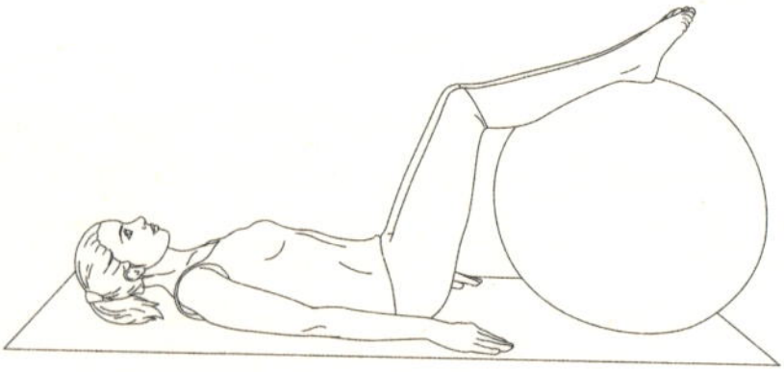

**1**

### Position de départ :
Couchez-vous sur le dos et posez vos mollets sur le ballon. Vos bras sont étendus sur les côtés et vos mains sont placées au niveau de vos fesses, paumes vers le sol.

**2**

### Décollez la balle du sol :
Serrez bien la balle avec vos jambes. Levez la balle de sorte que vos jambes soient pliées à angle droit.

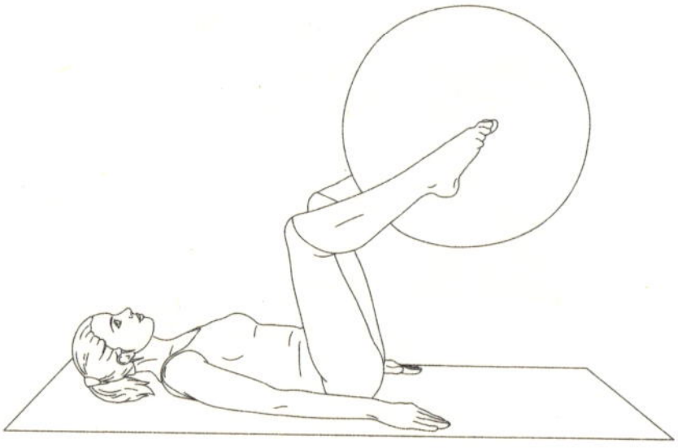

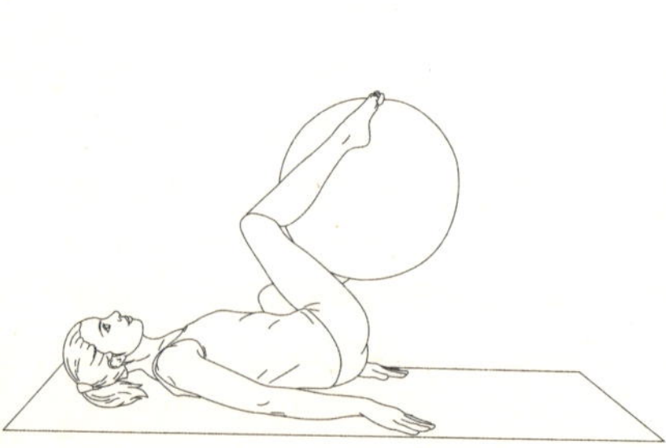

**3**

### Basculez vos jambes vers la droite :
Inspirez profondément et, en expirant, faites pencher vos jambes à droite le plus bas possible. Ne détachez pas les omoplates du sol. En inspirant, revenez à la position de départ. Répétez de l'autre côté.

Exercice 5

# Première extension

Il n'y a aucun mouvement brusque dans cet exercice. Réalisez-le en vous appuyant sur la pointe des pieds. Accordez plus d'attention au travail des omoplates. Répétez 7 à 8 fois.

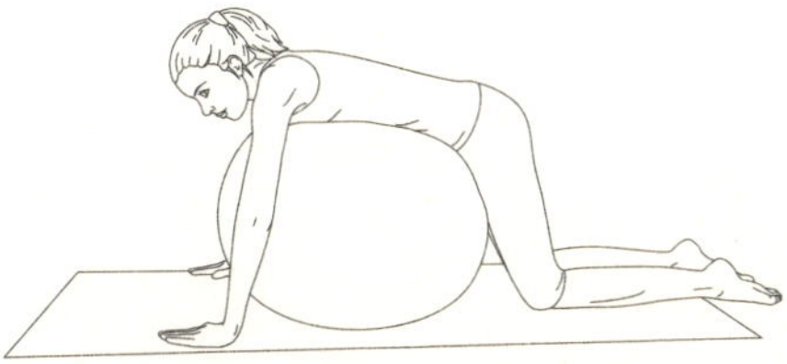

1

**Position de départ :**
Posez votre bassin sur le ballon, les jambes tendues et écartées, et prenez appui sur la pointe de vos pieds.

2

**Amenez vos bras parallèles au corps :**
Inspirez et redressez-vous, afin que votre tête, votre buste et vos jambes forment une ligne droite.

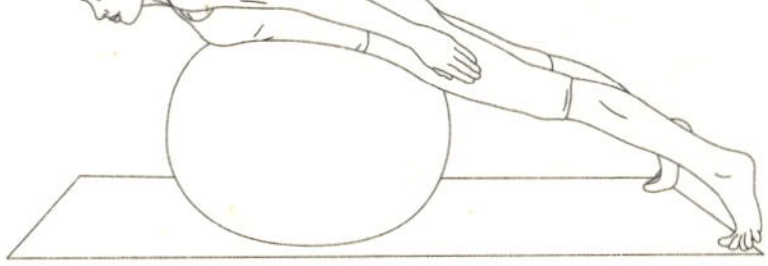

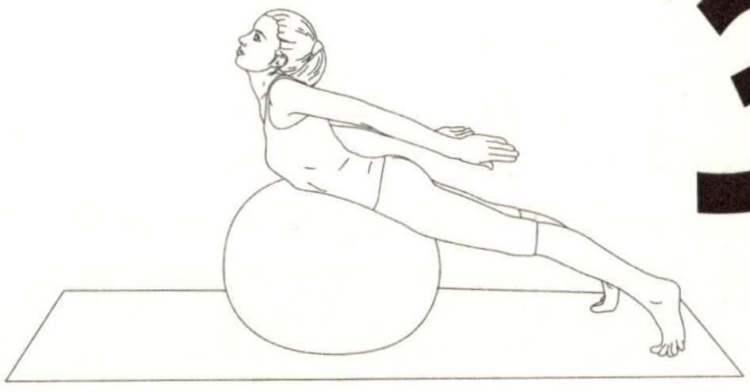

3

**Étirez-vous vers l'arrière :**
En expirant, détachez la poitrine de la balle. Tâchez de joindre les omoplates en tirant vos bras vers l'arrière autant que possible. En inspirant, revenez à la position de départ.

# Programme 10

## Pilates sur le ballon Deuxième jour

Ce programme a été créé pour souligner encore mieux votre taille et votre ceinture abdominale. Après quelques séances, vous pourrez déjà voir vos fessiers s'arrondir, devenir plus toniques et ressentir davantage la force de vos bras. Et n'oubliez pas l'influence positive de ces exercices sur l'ensemble des muscles spinaux.

## Exercice 1

# Deuxième extension

Lors de la réalisation de cet exercice, tâchez d'étirer tout votre buste, du coccyx au sommet du crâne. Grandissez-vous au maximum et veillez à ce que tous vos muscles soient tendus. Répétez l'exercice 8 fois.

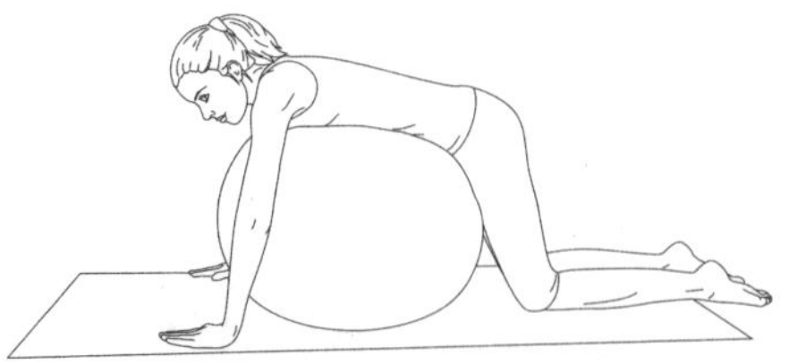

**1**

### Position de départ :

Posez votre bassin sur le ballon et épousez sa forme, les paumes tournées vers le sol et les jambes pliées. Calmez votre respiration. Inspirez profondément, puis redressez vos jambes en expirant.

**2**

### Amenez vos bras parallèles au corps :

Posez vos jambes tendues en les écartant largement et appuyez-vous sur la pointe de vos pieds. Placez vos bras le long du corps, vos paumes tournées vers vos cuisses.

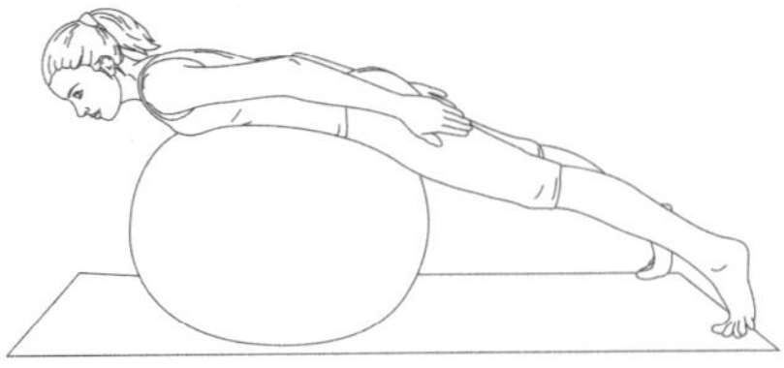

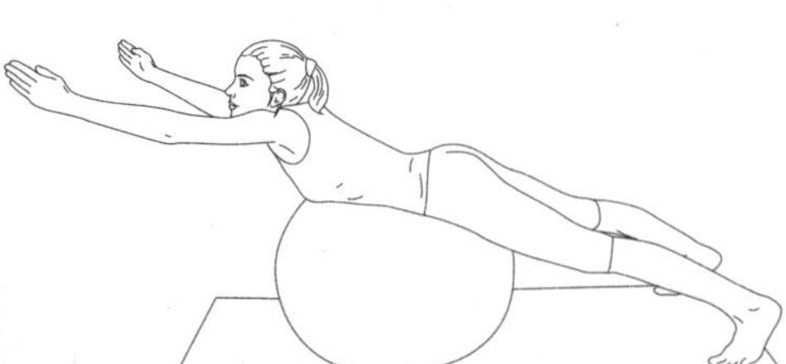

**3**

### Bras tendus :

En expirant, décollez votre poitrine du ballon. Tendez vos bras devant vous et resserrez vos omoplates. En inspirant, revenez à la position précédente.

**Exercice 2**

# Extension en position inversée

Lors de l'exercice, veillez à ne pas renverser votre tête, vos jambes doivent rester dans le prolongement de votre corps. Tendez les abdominaux et les fessiers autant que vous le pouvez. Répétez la position 5 à 7 fois.

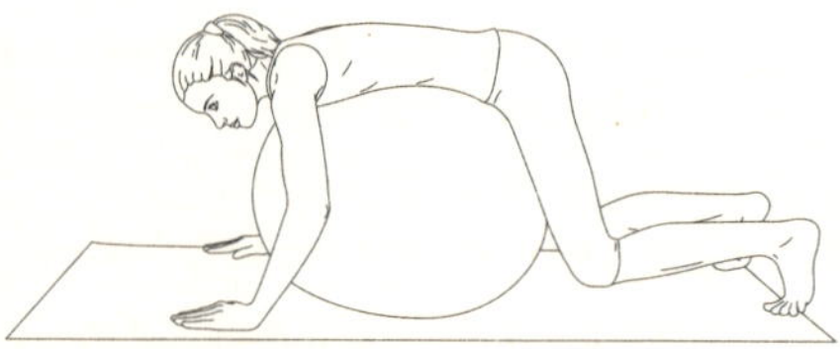

## 1 Position de départ :

Posez votre poitrine, votre bassin et vos cuisses sur le ballon. Appuyez-vous sur la pointe de vos pieds, les jambes fléchies. Le poids du corps est réparti sur le ballon et sur les bras.

## 2 Bras tendus :

Posez vos mains devant le ballon, juste sous vos épaules. En inspirant, redressez vos jambes et appuyez-vous sur vos mains. Inspirez.

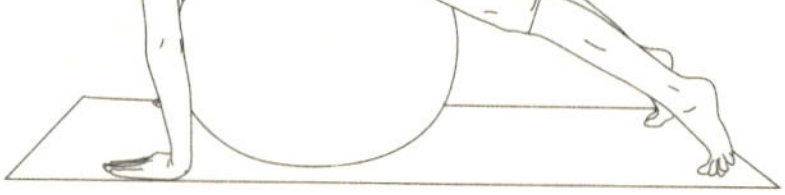

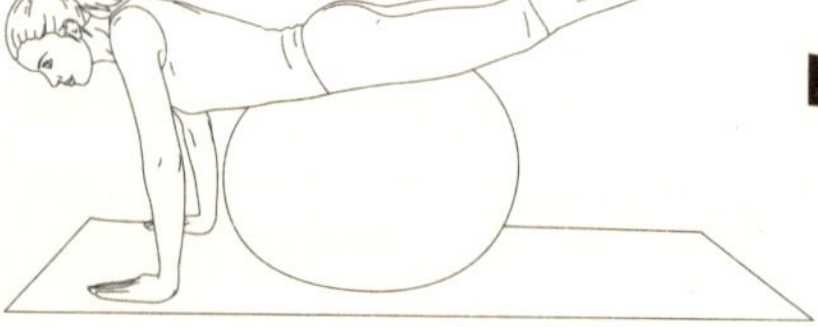

## 3 Relevez vos jambes :

En expirant, levez lentement vos jambes et redressez-les. N'oubliez pas de tendre vos abdominaux en même temps et faites également travailler vos fessiers ainsi que la surface postérieure de vos cuisses. Inspirez et revenez à la position de départ.

## Exercice 3

# Étirement des abdominaux

En réalisant cet exercice, faites attention au travail des abdominaux et des pectoraux. Ne fermez pas les yeux. Respirez calmement, de façon régulière. Répétez l'exercice 5 fois.

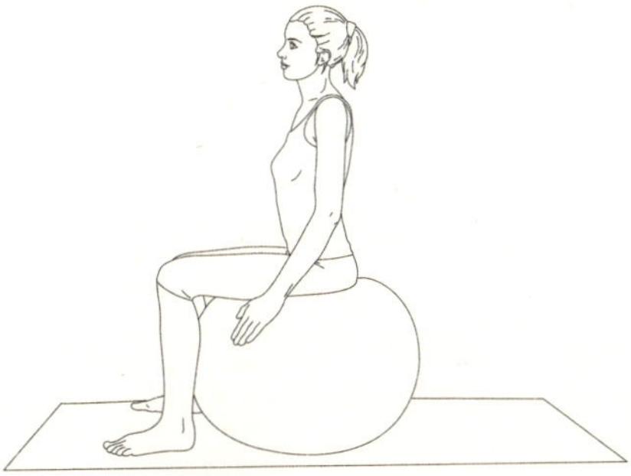

**1**

### Position de départ :

Prenez la position en vous asseyant sur le ballon. Concentrez-vous et trouvez votre centre d'équilibre. Tenez-vous au ballon avec les mains.

**2**

### Détendez-vous :

En expirant, marchez en avant en vous penchant en arrière, jusqu'à ce que vos lombaires se posent sur le ballon. Épousez tout le ballon et calmez votre respiration.

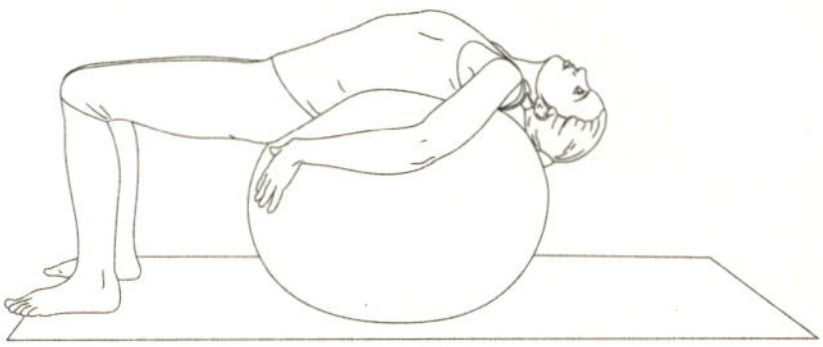

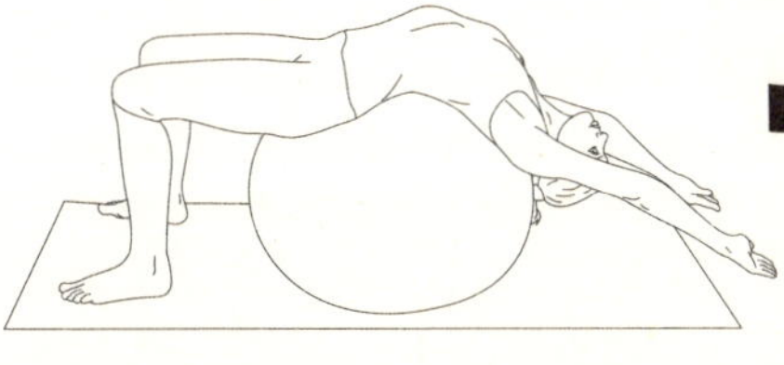

**3**

### Respirez profondément :

Posez vos omoplates et votre tête sur le ballon, puis écartez les bras. Votre tête, votre dos et votre bassin doivent toucher le ballon. Restez dans cette position 15 secondes. Essayez de détendre vos lombaires et vos abdominaux.

## Exercice 4
# La ligne droite

Ne vous pressez pas en accomplissant cet exercice. Il exige une concentration maximale et des efforts. Si vous n'arrivez pas à conserver une ligne droite, levez le bras ou la jambe à 45°. Répétez cet exercice en changeant alternativement de bras et de jambes.

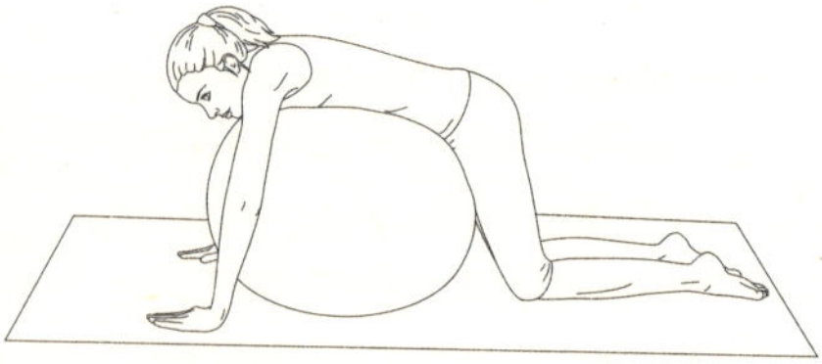

**1**

**Position de départ :**
Posez votre tête, votre bassin, vos cuisses et vos bras sur le ballon. Faites plusieurs respirations.

**2**

**Décollez vos genoux :**
Redressez vos bras en vous appuyant sur vos mains. Le bassin reste sur le ballon. Redressez vos jambes en vous appuyant sur les pointes de vos pieds. Inspirez.

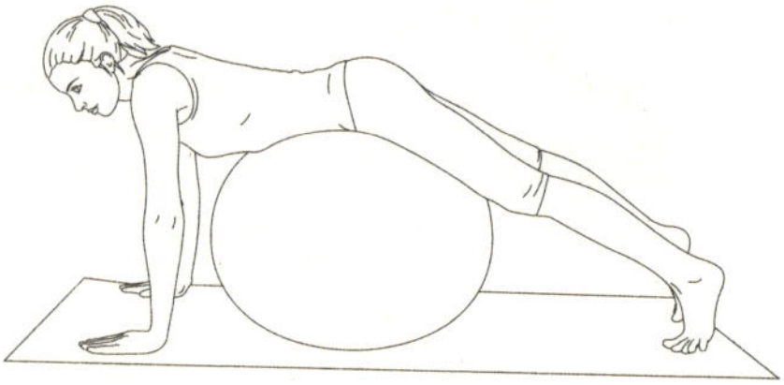

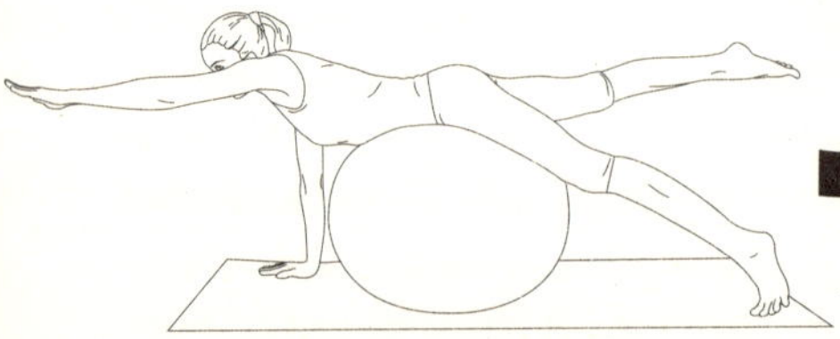

**3**

**Maintenez la position :**
En expirant, levez votre bras gauche et votre jambe droite. Tâchez de garder cette position (comptez 10 temps) et regardez le bout de vos doigts. Revenez à la position de départ.

## Exercice 5

# La torsion

Vous devez réaliser cette dernière position lentement, en portant votre attention sur votre respiration. Imaginez que vous formez un tout avec le ballon. Cela vous permettra de faire travailler et de détendre alternativement les muscles abdominaux et lombaires.

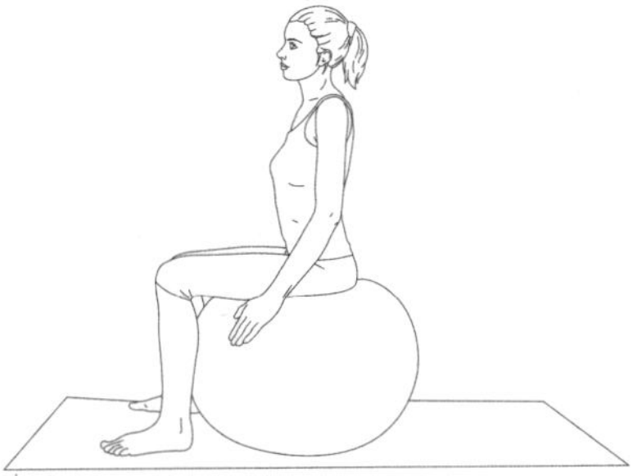

**1** **Position de départ :**
Asseyez-vous, les jambes fléchies, écartées de la largeur des épaules. Les bras sont alignés le long du buste et les mains tiennent le ballon.

**2** **Posez vos lombaires sur le ballon :**
En expirant, abaissez lentement les fesses, de sorte que le ballon se retrouve sous votre colonne vertébrale. Maintenez-vous sur le ballon avec vos mains. Baissez la tête et détendez-vous.

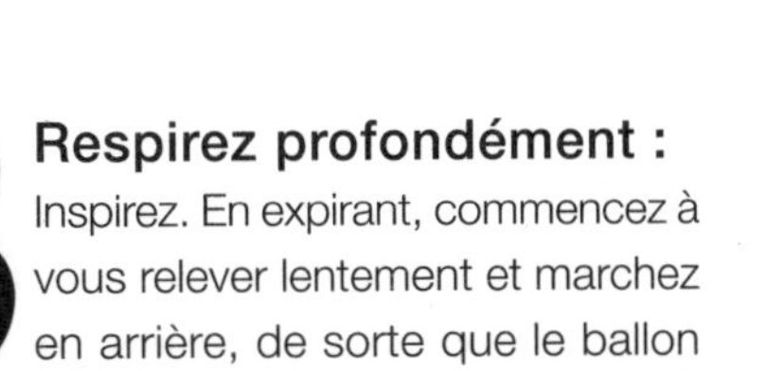

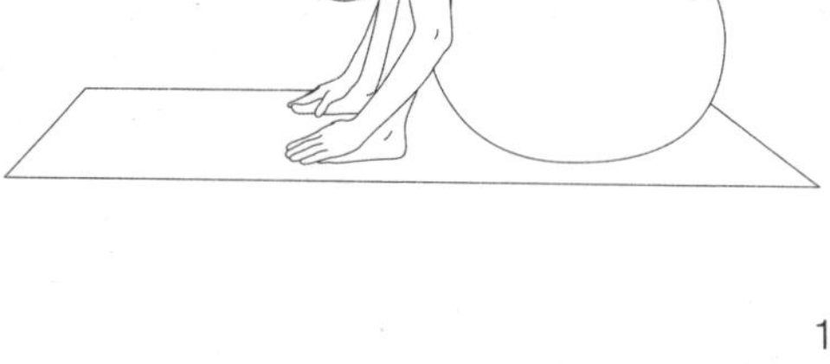

**3** **Respirez profondément :**
Inspirez. En expirant, commencez à vous relever lentement et marchez en arrière, de sorte que le ballon se retrouve sous vos fesses. Posez votre buste sur vos jambes, pliées. Baissez les bras. Respirez calmement et régulièrement.

# Sculpter son corps

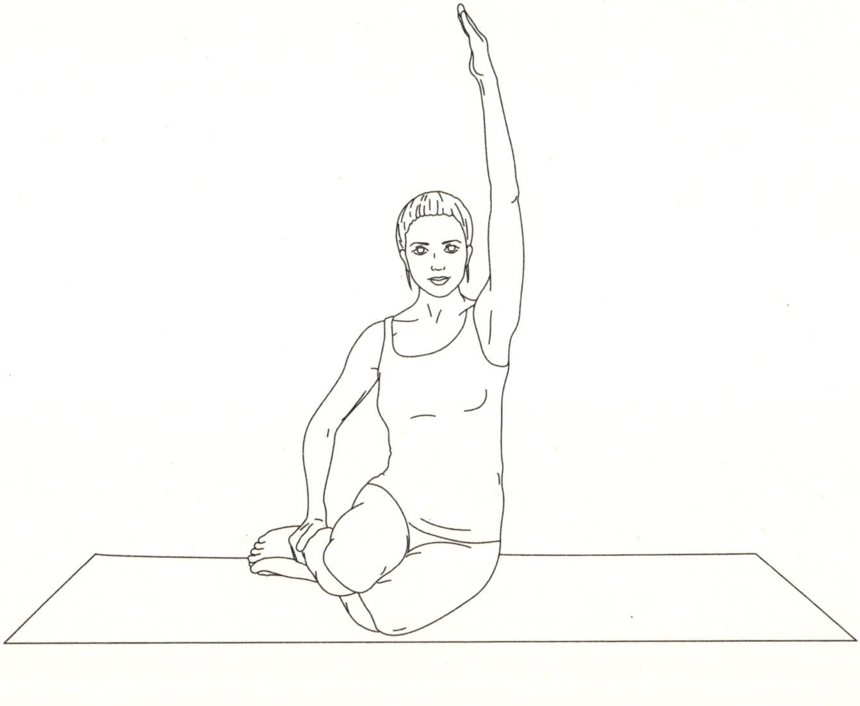

# Programme 11

## Améliorez votre stabilité

Dans ce programme, les exercices utilisent des postures instables pour un travail en équilibre. Ce type de travail est beaucoup utilisé dans le Pilates car il permet de solliciter les muscles posturaux. En effet, c'est grâce à la force de vos abdominaux, de vos fessiers et de vos dorsaux que vous réussirez à tenir la position.

## Exercice 1
# Assis en équilibre

Ne bloquez pas votre respiration, respirez calmement tout en gardant le ventre rentré.
Tenez la position le plus longtemps possible.

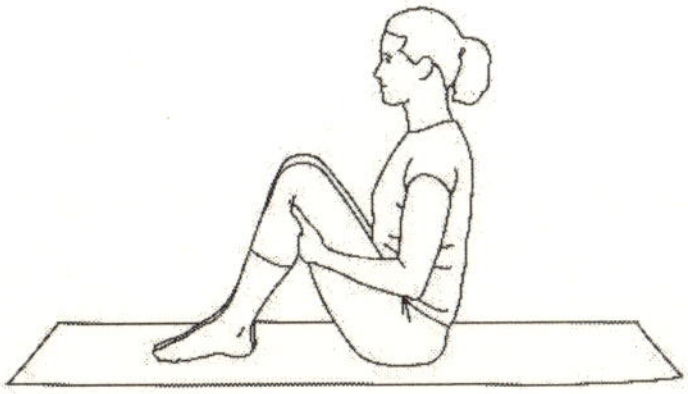

**1**

**Position de départ :**
Assis sur le tapis, le dos bien droit, les genoux fléchis sur la poitrine, pieds à plat sur le sol, les mains derrière les cuisses, juste au-dessus des genoux.

**2**

**Trouvez votre équilibre :**
Sur l'expiration, rentrez le ventre et basculez légèrement en arrière, en posant la pointe des pieds sur le sol. Petit à petit, décollez les orteils du sol et tentez de trouver votre équilibre.

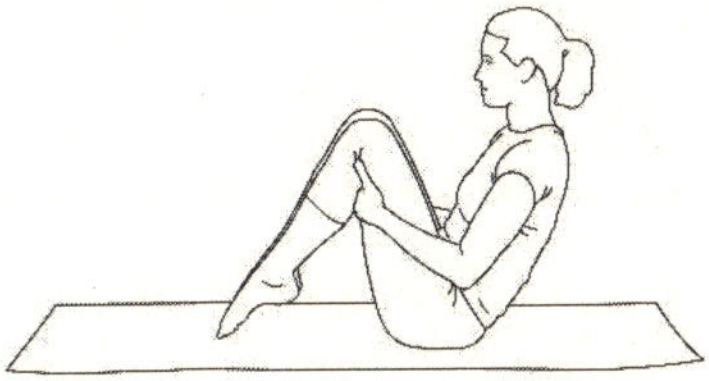

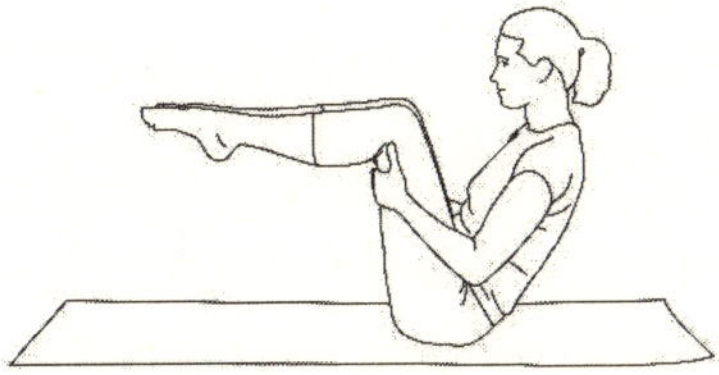

**3**

**Levez les pieds du sol :**
Une fois que vous avez trouvé votre équilibre et que vous maîtrisez la position, levez les pieds jusqu'à positionner vos mollets parallèles au sol.

## Exercice 2
# La sirène

Servez-vous de la contraction des abdominaux et des fessiers pour contrôler le mouvement. Tenez la position 4 à 8 temps et recommencez de l'autre côté.

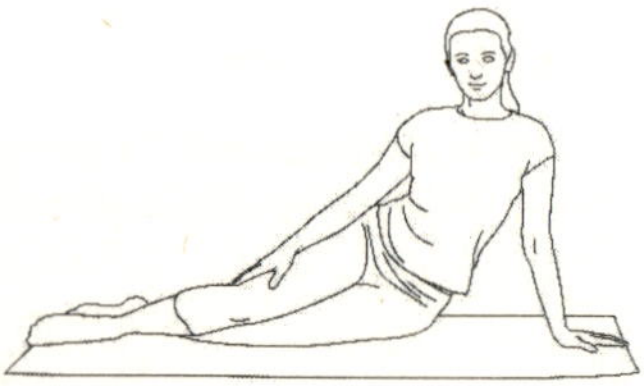

**1**

### Position de départ :
Assis sur le côté gauche, les genoux légèrement fléchis et posés sur le sol, les pieds croisés.

**2**

### Levez votre bassin :
Rentrez le ventre et contractez les fessiers pour soulever votre bassin et porter le poids de votre corps sur votre bras gauche. Levez le bras droit pour l'amener dans le prolongement de votre corps et étirer votre côté droit.

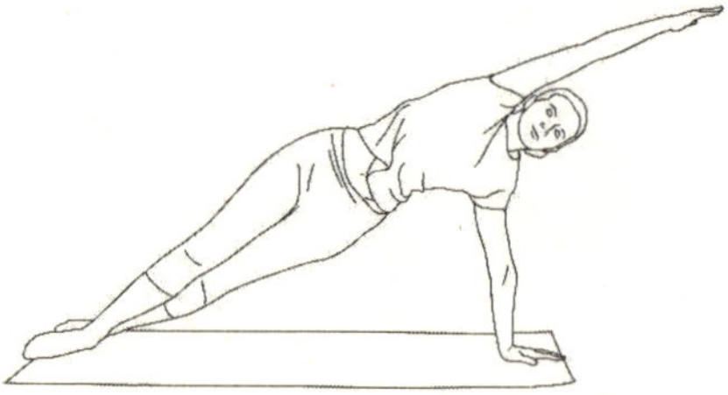

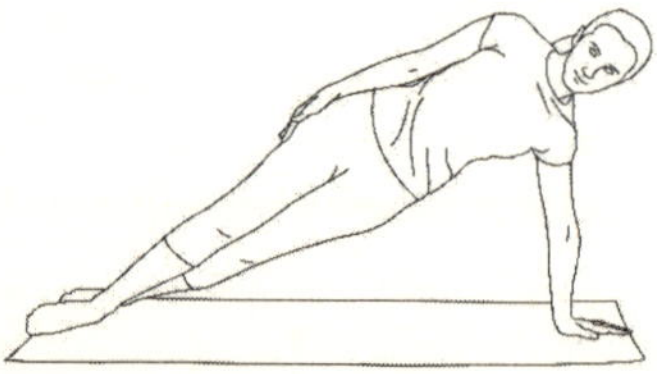

**3**

### Revenez en position de départ :
Ramenez votre bras droit sur vos jambes et descendez lentement votre bassin vers le sol, sans relâcher la contraction des abdominaux et des fessiers.

## Exercice 3

# La table

Pour préserver vos lombaires, nc levez pas trop haut la jambe. Restez dans la position pendant 4 à 8 temps et recommencez de l'autre côté.

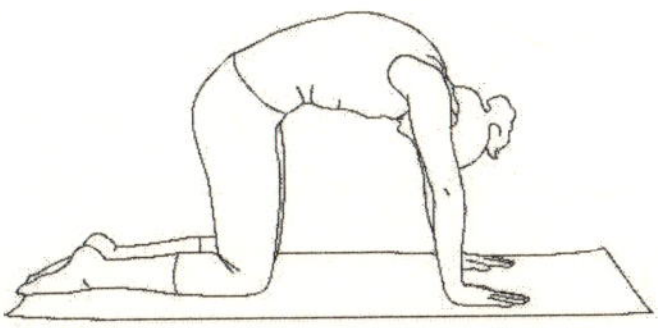

**1**

### Arrondissez votre dos :

À quatre pattes sur le tapis, inspirez en arrondissant votre dos au maximum.

**2**

### Cambrez votre dos :

Sur l'expiration, faites le mouvement inverse et cambrez au maximum votre dos en relevant la tête. Puis repositionnez votre dos le plus droit possible, dans la position naturelle.

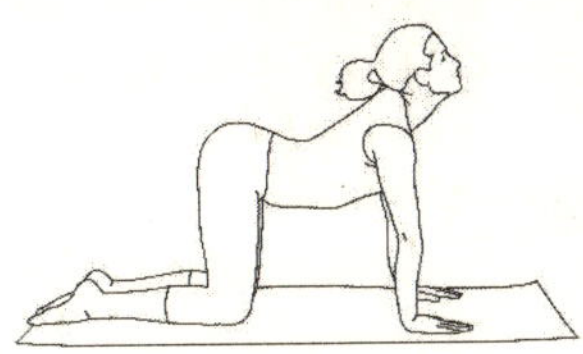

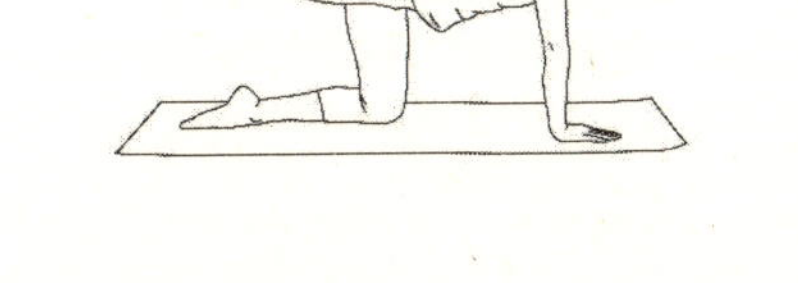

**3**

### Tendez le bras et la jambe :

Rentrez votre ventre et, sur l'expiration, levez la jambe droite et le bras gauche simultanément. Reposez doucement le bras et la jambe sur le sol.

**Exercice 4**

# Battements de jambes avant

Rentrez le ventre pour immobiliser votre bassin et maintenir votre dos bien droit durant le mouvement. 8 fois pour chaque jambe.

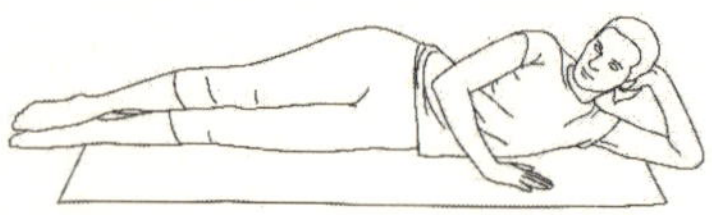

## 1 Position de départ :

Allongé sur le côté, en appui sur le coude, l'autre main devant la poitrine pour assurer l'équilibre. Vos jambes sont tendues l'une sur l'autre.

## 2 Avancez la jambe :

Décollez votre jambe libre de l'autre et, sur l'inspiration, avancez-la devant vous, perpendiculaire à votre corps. Sur l'expiration, reculez la jambe sans la reposer sur l'autre et recommencez.

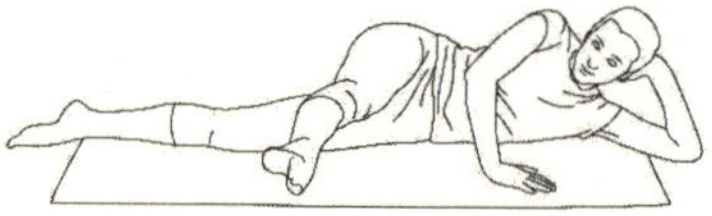

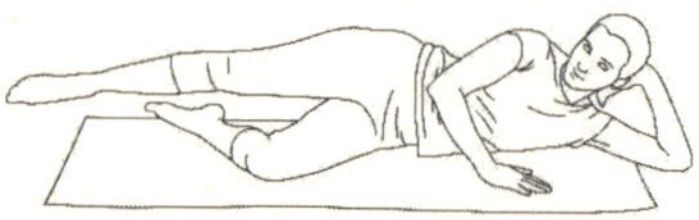

## 3 Variante :

Si vous éprouvez des difficultés à garder votre équilibre, pratiquez cet exercice en fléchissant la jambe d'appui.

# Programme 12

## Niveau avancé

Dans ce programme, vous trouverez un échantillon d'exercices complets pour aller plus loin dans le Pilates. Mais attention, réservés à un niveau avancé, ils demandent beaucoup de maîtrise et de concentration. De plus, les exercices de niveau avancé doivent s'inscrire dans vos séances, accompagnés des exercices des niveaux inférieurs et non les remplacer.

## Exercice 1
# Soulèvement du buste

Répétez 4 fois coudes au sol, puis 4 fois coudes relevés. Rentrez le ventre et ne relevez pas trop haut le buste pour épargner votre colonne vertébrale.

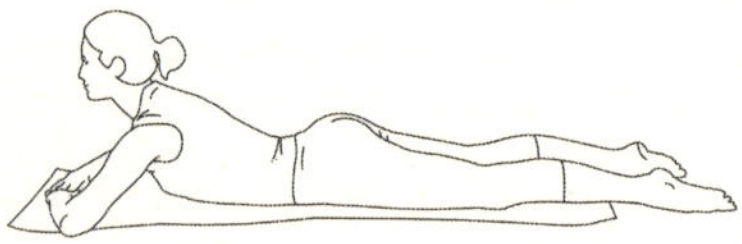

**1**

**Position de départ :**
Couché sur le ventre, les jambes écartées à largeur du bassin. Votre tête repose sur vos mains.

**2**

**Coudes au sol :**
Expirez, soulevez la tête de vos mains, puis décollez votre poitrine du sol. Inspirez. Expirez et revenez en position de départ, la tête posée sur les mains.

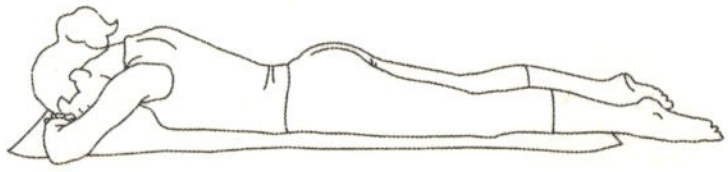

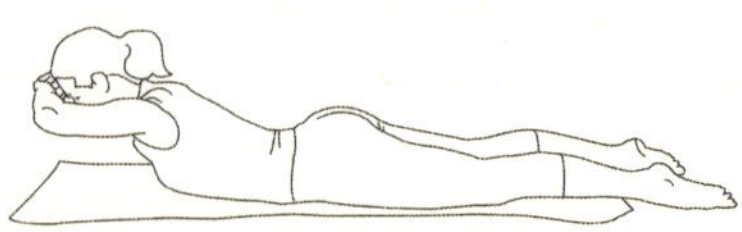

**3**

**Coudes relevés :**
Inspirez. Puis, sur l'expiration, les mains collées sur le front, soulevez votre tête en décollant vos coudes et votre poitrine du sol. Inspirez et revenez en position de départ.

### Exercice 2

# La nage

Regardez le sol et ne relevez pas la tête. Alternez le mouvement au rythme de votre respiration.
Répétez 4 à 8 fois.

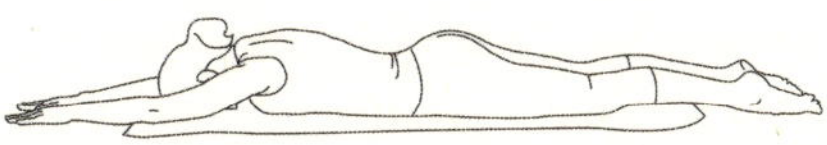

**1**

**Position de départ :**

Vous êtes allongé sur le ventre, vos bras et vos jambes sont tendus, à écartement naturel du bassin et des épaules. Vos pieds sont en extension et votre front repose sur le sol.

**2**

**Levez bras droit et jambe gauche :**

Décollez la tête, les bras et les jambes du sol, en levant un peu plus haut votre bras droit et votre jambe gauche.

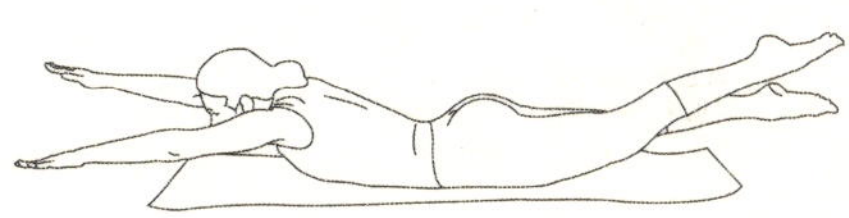

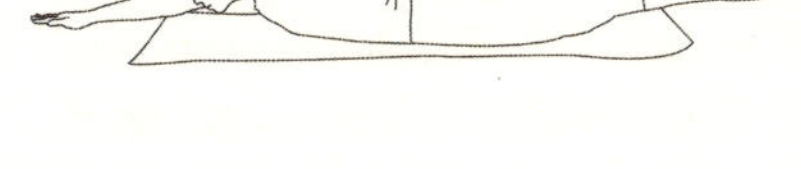

**3**

**Levez bras gauche et jambe droite :**

Baissez votre bras droit et votre jambe gauche et dans le même temps levez plus haut votre bras gauche et votre jambe droite.

## Exercice 3
# La scie

| Répétez l'exercice 4 fois de chaque côté. |
| --- |

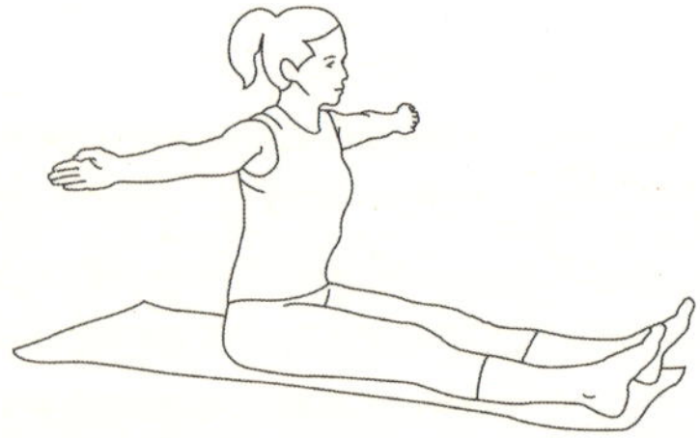

**1**

### Position de départ :
Assis sur les fessiers, jambes tendues et écartées à largeur de bassin. Le dos et la tête bien droits. Tendez vos bras à l'horizontale.

**2**

### Pivotez :
Inspirez en rentrant votre ventre, fléchissez vos pieds et faites pivoter votre taille du côté droit. Vos hanches doivent rester droites et bien ancrées au sol.

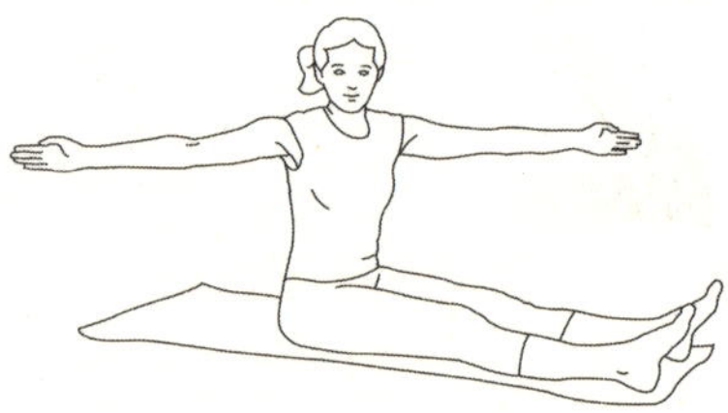

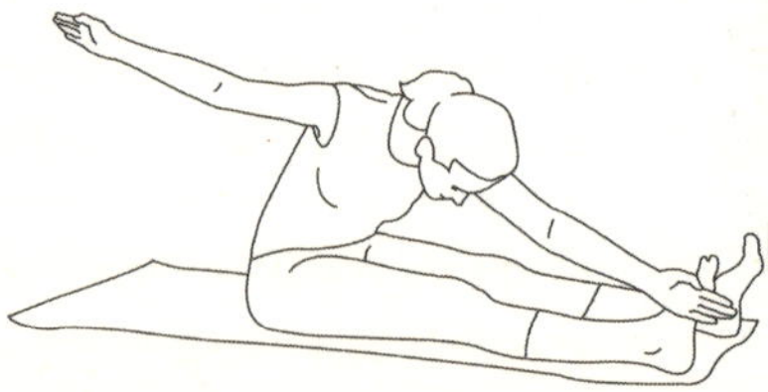

**3**

### Inclinez le buste
Expirez, tendez le bras gauche pour amener la main gauche au niveau des orteils du pied droit, à l'extérieur. Puis revenez en position ww et exécutez ces mêmes mouvements de l'autre côté.

## Exercice 4
# Le V

Rentrez le ventre et décontractez les épaules. Répétez 4 fois.

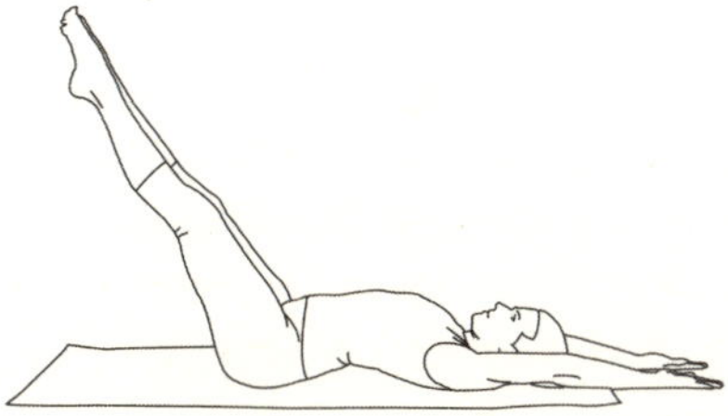

**1** **Position de départ :**
Allongé sur le dos, jambes tendues. Vos bras sont tendus à l'arrière de votre tête, à écartement naturel des épaules, paumes tournées vers le ciel. Levez les jambes en diagonale, pieds en extension et réunis.

**2** **Bras à la verticale :**
Levez les bras en l'air de manière à les positionner à la verticale.

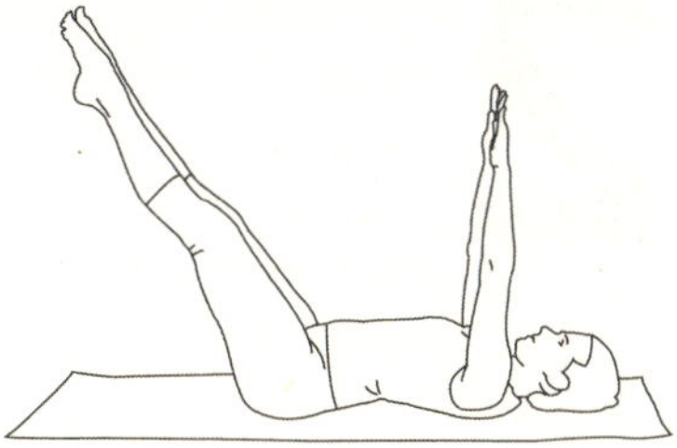

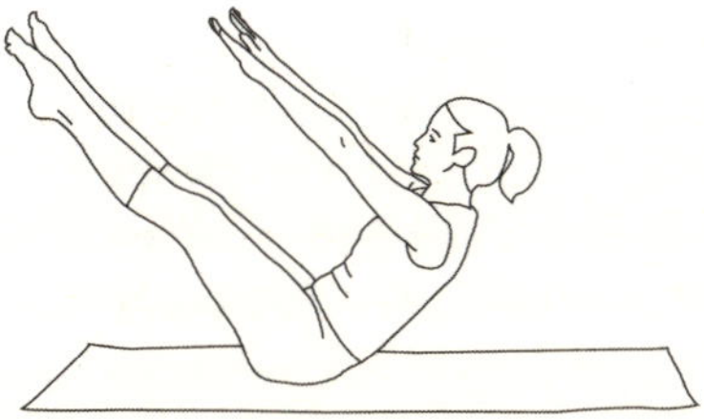

**3** **Relevez le buste :**
Sur l'inspiration, relevez votre buste en déroulant votre colonne vertèbre par vertèbre, et en maintenant la position de vos bras. Vos bras et vos jambes forment deux lignes parallèles. Sur l'expiration, descendez doucement le buste en commençant par le bas du dos.

## Exercice 5

# La chandelle

Pensez à bien creuser le ventre pour maîtriser le mouvement de retour et éviter tout impact du coccyx sur le sol. Répétez 5 fois.

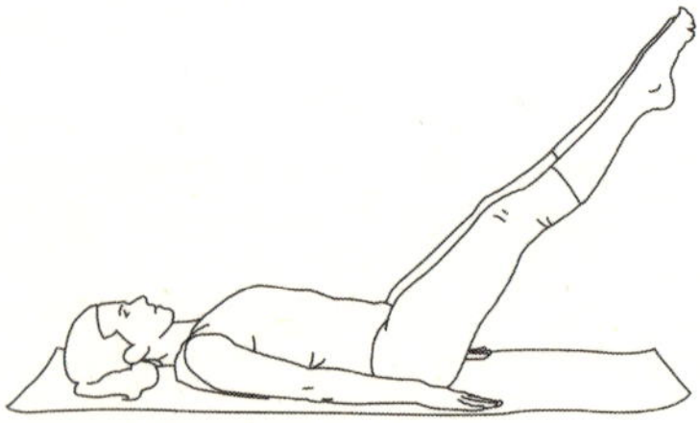

**1**

**Position de départ :**
Vous êtes couché sur le dos, vos jambes sont tendues, vos bras le long du corps, paumes des mains au sol. Contractez vos abdominaux en rentrant votre ventre pour coller votre coccyx au sol. Relevez vos jambes toujours tendues pour les amener perpendiculaires au sol.

**2**

**La demi-chandelle :**
Creusez le ventre et soulevez le bassin puis votre dos, vertèbre par vertèbre. Aidez-vous en basculant les jambes vers l'arrière de votre tête et en appuyant vos mains et vos bras sur le sol. Les épaules sont collées au sol, les jambes tendues et parallèles au sol.

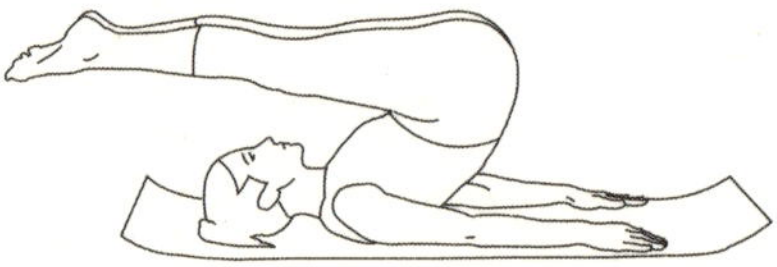

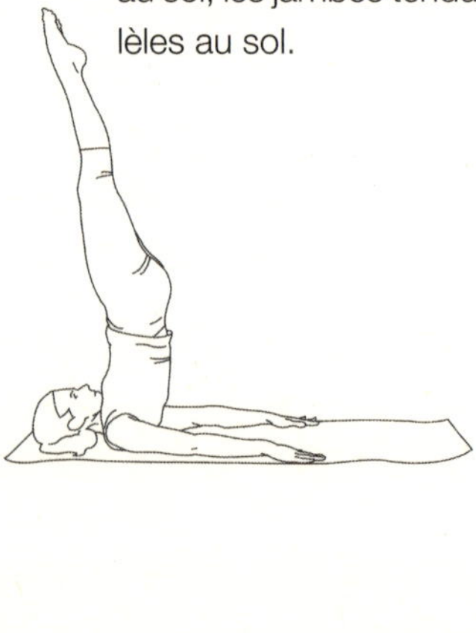

**3**

**La chandelle :**
Contractez les fessiers et levez les jambes pointes des pieds vers le ciel. Trouvez votre équilibre. Redescendez votre buste progressivement, en commençant par les omoplates puis vertèbre par vertèbre jusqu'au coccyx.

# Programme 13

## Niveau confirmé

La respiration, la précision des mouvements, le sens de l'équilibre, la concentration, le contrôle du corps… Tout cela est réuni ici, dans des exercices complets qui vous donneront des lignes harmonieuses et toniques.

**Exercice 1**

# Renforcement des jambes

Levez la jambe le plus haut possible. Quand votre talon s'approche du sol, faites 2 petits mouvements de ressort vers l'arrière. Tenez vos bras à la verticale et ne baissez pas la jambe. Répétez 3 fois pour chaque jambe.

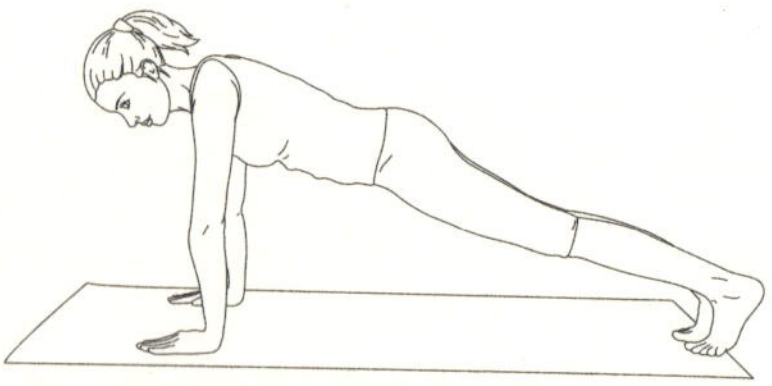

**1**

**Position de départ :**
Couché sur le ventre, les jambes jointes, posez vos mains sur le sol, sous vos épaules. Rentrez votre nombril vers votre colonne vertébrale et soulevez votre corps. Redressez-vous en tendant les bras jusqu'à ce que votre corps forme une ligne droite.

**2**

**Décollez la jambe gauche :**
En expirant, déplacez votre poids vers l'arrière et étirez vos talons vers le sol. Levez votre jambe gauche, fixez sa position et tendez-la sur toute sa longueur, en pointant le bout de votre pied.

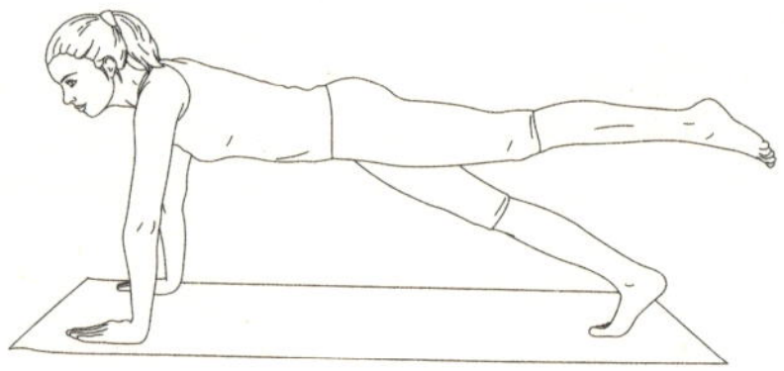

**3**

**Alternez les deux jambes :**
Ne tournez pas le bassin et conservez votre buste parallèle au sol. En expirant, déplacez le poids du corps vers l'arrière et étirez le talon droit vers le sol. En inspirant, revenez à la position de départ, puis changez de jambe.

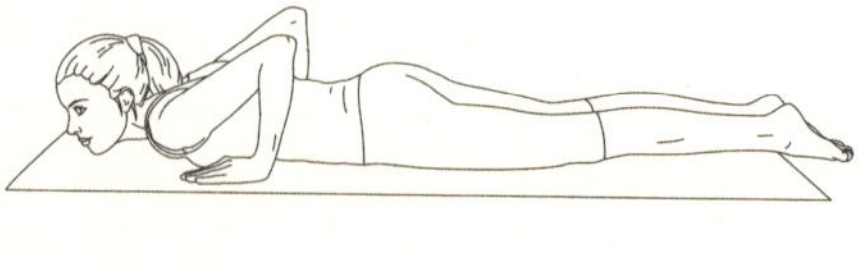

### Exercice 2

# Renforcement des bras

> En réalisant cet exercice, ne pliez pas les épaules et gardez les bras bien droits. Contractez les fessiers, ne pliez pas les jambes et ne cambrez pas le dos. Gardez la tête dans le prolongement du corps et regardez droit devant vous.

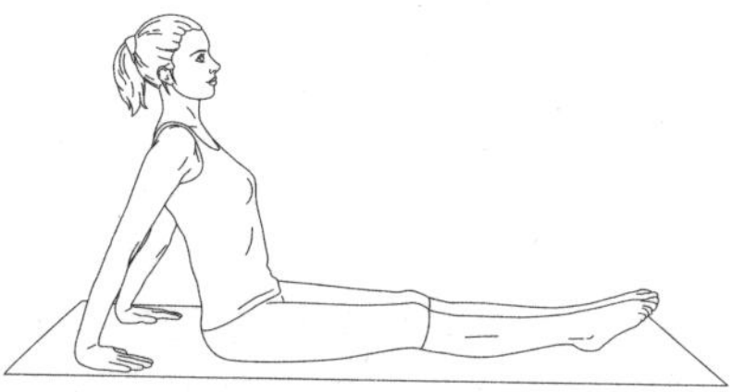

## 1

**Position de départ :**
Asseyez-vous sur le sol, posez les mains derrière vous et tournez-les vers vous, au niveau de vos épaules.

## 2

**Décollez votre bassin :**
Soulevez le bassin du sol. Tenez votre corps droit, en tendant les jambes et le plexus. Restez en appui sur le sol avec la pointe de vos pieds.

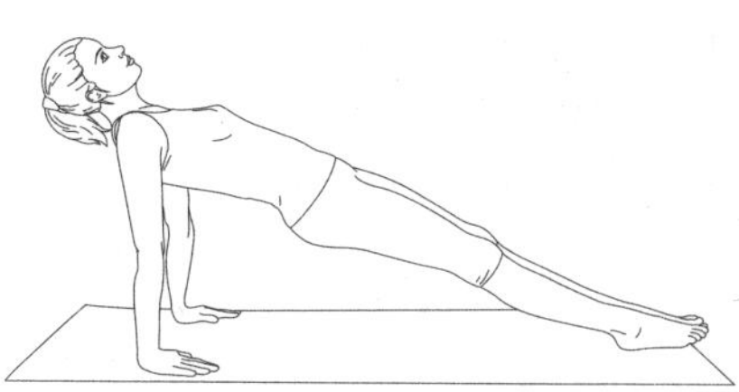

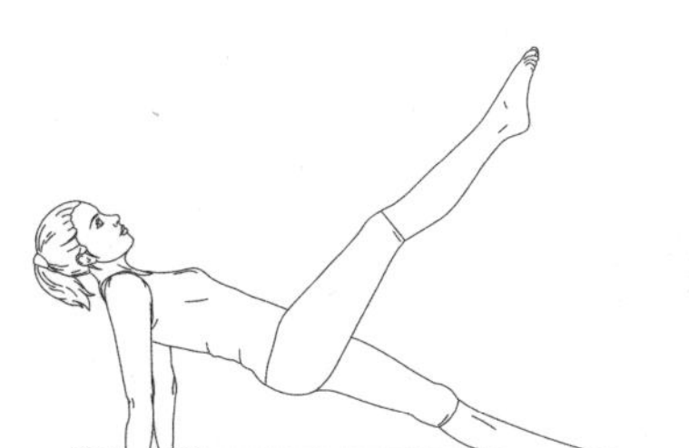

## 3

**Montez la jambe :**
En inspirant, sans changer la position de votre buste, levez une jambe aussi haut que possible. En expirant, dirigez la pointe de votre pied vers vous, puis abaissez lentement votre jambe.

## Exercice 3

# Inclinaison latérale, assis

Votre respiration doit être calme, régulière et profonde. Étirez le sommet de votre tête vers le ciel, celle-ci doit rester dans le prolongement de votre buste. Rentrez le nombril. Répétez l'exercice 3 à 5 fois.

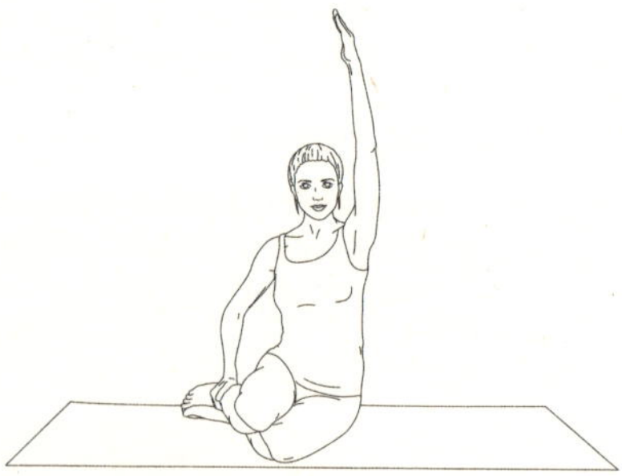

**1** **Position de départ :**
Asseyez-vous sur le côté, les jambes fléchies. Posez vos pieds l'un sur l'autre et votre main gauche juste sous votre épaule.

**2** **Expirez :**
Posez votre main droite sur votre cheville et levez la main gauche vers le haut. En expirant, commencez à vous incliner à gauche et à étirer votre buste.

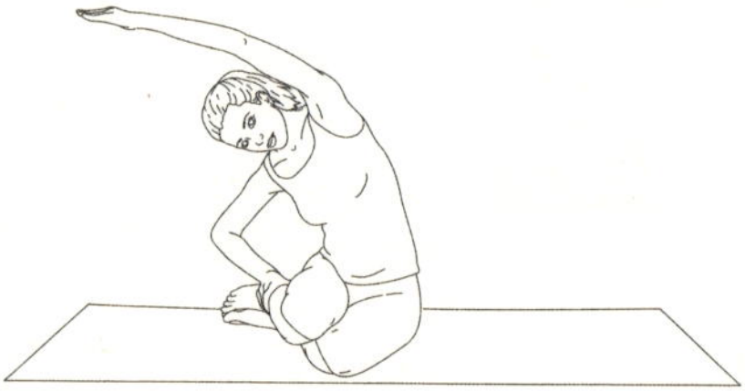

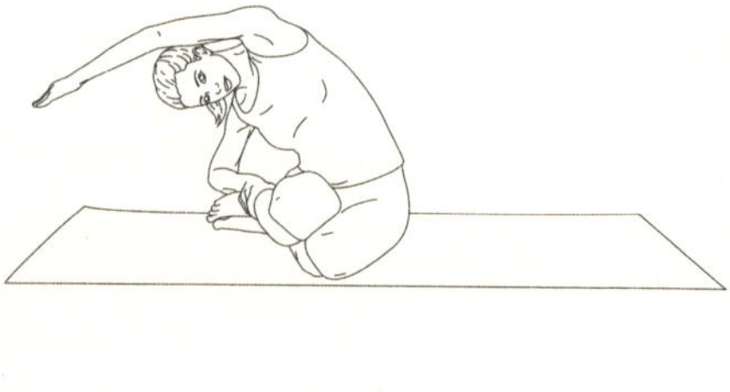

**3** **Étirez vos abdominaux :**
En inspirant, inclinez-vous autant que possible, afin que vos abdominaux et les muscles de votre bras s'étirent au maximum. L'essentiel de cet exercice repose sur l'équilibre. Revenez à la position du départ.

**Exercice 4**

# Fléchissement des jambes, le corps droit

Faites attention en accomplissant cet exercice : vous devez bouger votre corps, mais en aucun cas le fléchir. Concentrez-vous sur vos abdominaux. Répétez 3 fois de chaque côté.

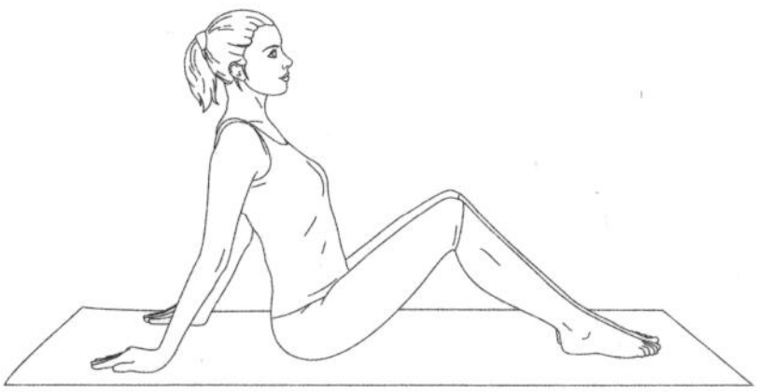

1

**Position de départ :**

Assis sur le sol, le dos droit, les bras derrière le dos, prenez appui sur les mains et penchez-vous un peu en arrière, les jambes fléchies.

2

**Attention :**

Maintenez votre dos droit, ne tendez pas votre cou et ne courbez pas vos reins. Pour garder les bras tendus, pressez vos mains sur le sol. En inspirant, redressez et tendez vos jambes, sans les écarter.

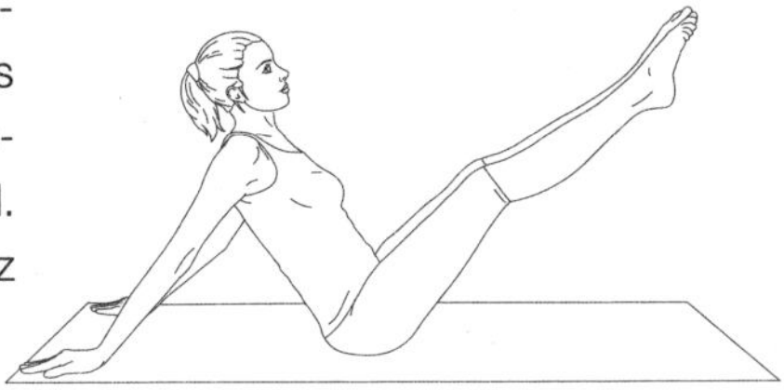

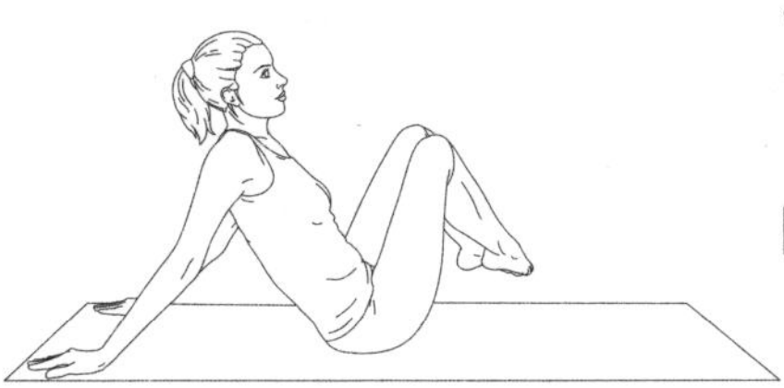

3

**Mouvement final :**

Tournez vos genoux à droite, sans écarter vos talons. En expirant, revenez à la position de départ. Pour faciliter l'exercice, vous pouvez vous appuyer sur vos coudes également.

### Exercice 5

# Balancement, bras tendus en arrière

Étirez votre cou et votre colonne vertébrale. Respirez profondément, régulièrement et calmement. Vos talons sont joints et les pointes de pied écartées. Répétez l'exercice 4 fois.

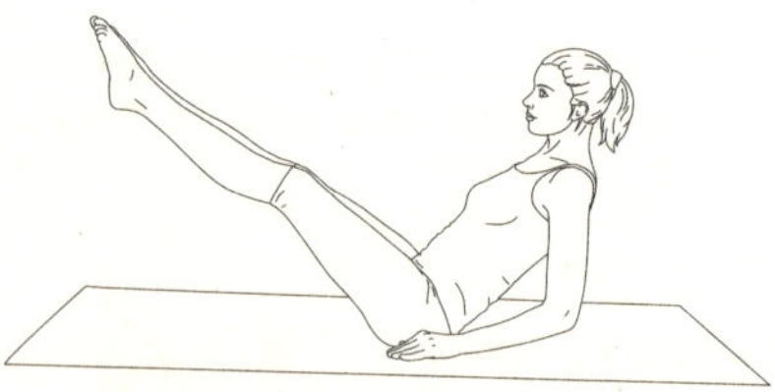

**1**

**Position de départ :**
Assis le dos droit, tendez vos jambes devant vous. Appuyez-vous sur vos mains posées sur le sol, près de vos fesses, et étirez votre buste vers le haut. En inspirant, commencez à soulever vos jambes et couchez-vous sur le dos en même temps.

**2**

**Précision :**
En expirant, commencez à balancer vos jambes tendues derrière votre tête et à revenir en avant. Tendez vos bras de sorte qu'ils soient parallèles à vos jambes. Ramenez vos bras en arrière et entrecroisez les doigts. Ne levez pas les mains trop haut.

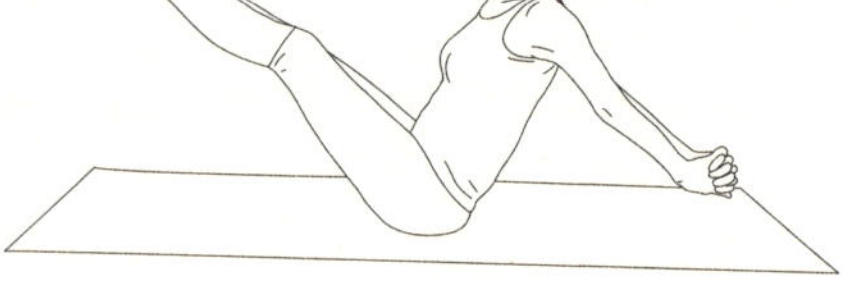

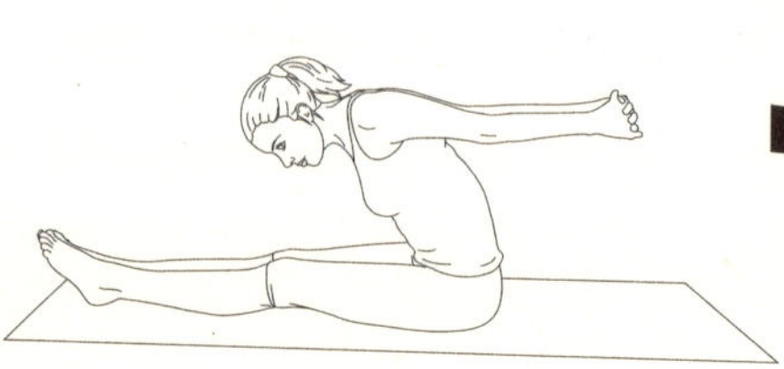

**3**

**Déroulez votre colonne vertébrale :**
Après avoir ramené vos bras, abaissez vos jambes, mais ne touchez pas le sol. Votre dos doit s'arrondir. Penchez votre corps en avant et étirez le sommet de votre tête vers l'avant. Tracez un cercle avec vos mains et posez-les sur vos chevilles.

# Programme 14

## Renforcez vos abdominaux

Une ceinture abdominale solide agit comme un véritable soutien pour notre corps. Attention, certains de ces exercices sont intensifs. Pratiquez-les avec précision et soyez attentif à ne pas compenser un manque de force abdominale avec un mauvais mouvement des lombaires.

## Exercice 1
# Renforcement de la sangle abdominale

Rentrez au maximum le ventre pour plaquer le bas du dos sur le tapis et préserver vos lombaires. 8 fois.

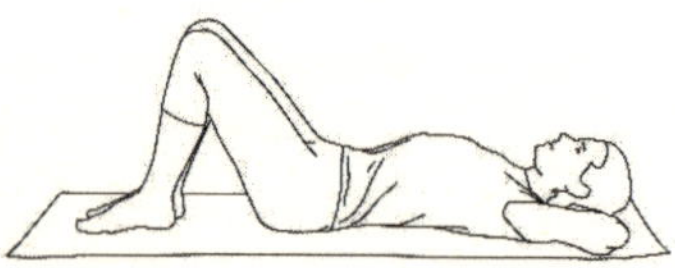

**1**

**Position de départ :**
Allongé sur le dos, mains derrière la tête. Vos genoux sont fléchis, pieds à plat sur le sol.

**2**

**Décollez les épaules :**
Sur l'expiration, creusez le ventre et décollez la tête du sol puis vos épaules. Vos mains sont toujours derrière votre tête pour soulager la nuque.

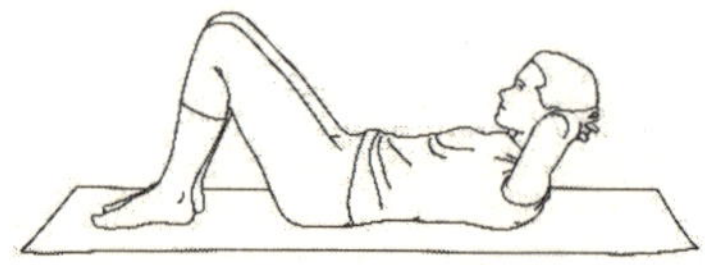

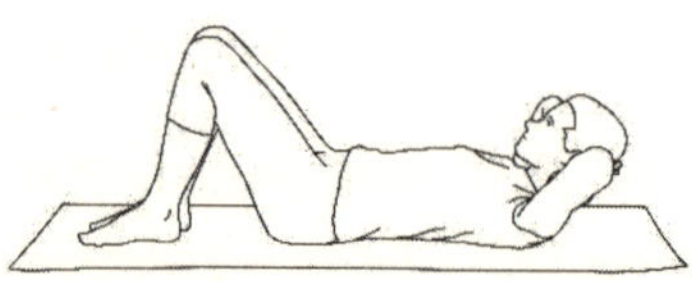

**3**

**Relâchez la position :**
Sur l'inspiration et sans relâcher la contraction abdominale, descendez vos épaules puis votre tête vers le sol.

## Exercice 2

# Extension de jambe

Veillez à creuser le ventre durant la totalité de l'exercice. 8 fois pour chaque jambe.

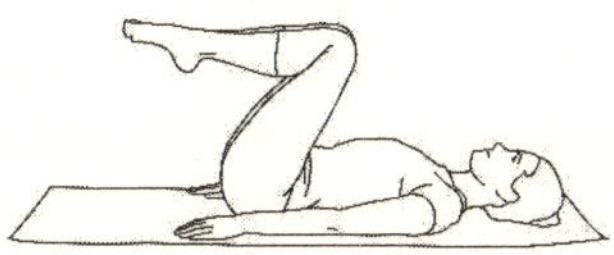

**1**

**Position de départ :**
Allongé sur le dos, les bras le long du corps. Vos genoux sont fléchis, vos mollets parallèles au sol.

**2**

**Décollez les épaules :**
Sur l'expiration, creusez le ventre, décollez les bras du sol et poussez-les vers l'avant pour décoller votre tête, puis vos épaules du sol. Inspirez.

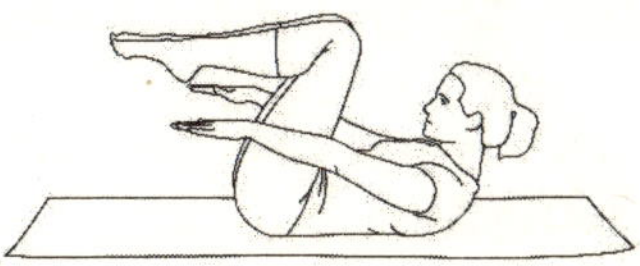

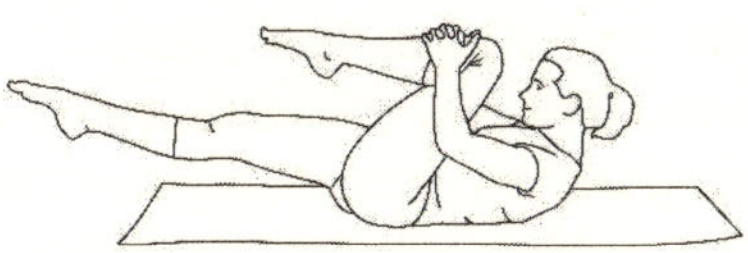

**3**

**Tendez une jambe :**
Sur l'expiration, tendez votre jambe droite et, dans le même temps, attrapez votre genou en le rapprochant un peu plus près de votre poitrine. Sur l'inspiration et sans relâcher la contraction abdominale, inversez le mouvement en changeant de jambe.

## Exercice 3
# Extension des jambes

Cet exercice est réservé à un niveau avancé. Ne descendez pas trop bas vos jambes, vos lombaires doivent être en permanence en contact avec le tapis.

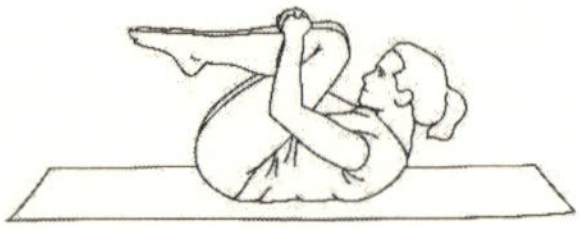

**1**

**Position de départ :**
Allongé sur le dos, les épaules décollées du sol. Placez vos mains autour de vos genoux fléchis pour les approcher au maximum de votre poitrine.

**2**

**Tendez vos bras et vos jambes :**
Sur l'expiration, creusez encore un peu plus votre ventre et, simultanément, tendez vos bras et vos jambes vers l'extérieur.



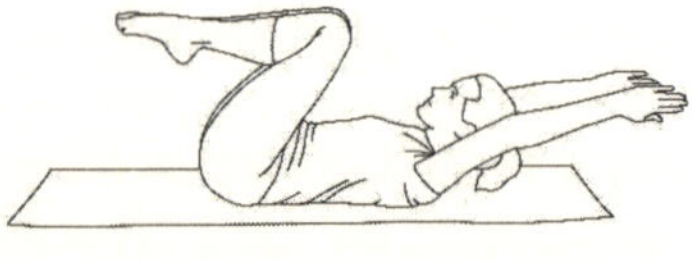

**3**

**Relâchez la position :**
Sur l'inspiration, repliez vos jambes sur votre poitrine puis ramenez vos bras autour de vos genoux.

## Exercice 4

# Centaine jambes tendues

Respirez régulièrement et calmement, le ventre toujours creusé.

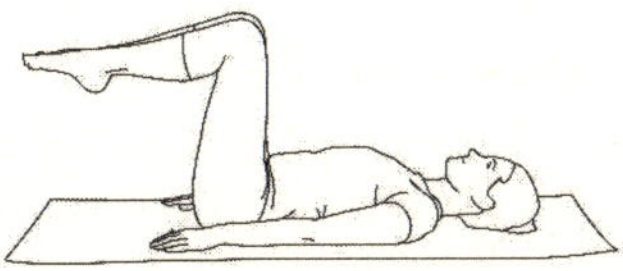

**1**

**Position de départ :**
Allongé sur le dos, les bras le long du corps. Vos genoux sont fléchis, vos mollets parallèles au sol.

**2**

**Creusez le ventre :**
Sur l'expiration, creusez le ventre au maximum et levez les bras vers le plafond. Inspirez.

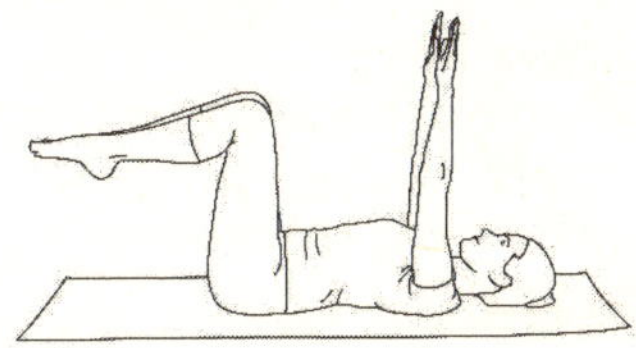

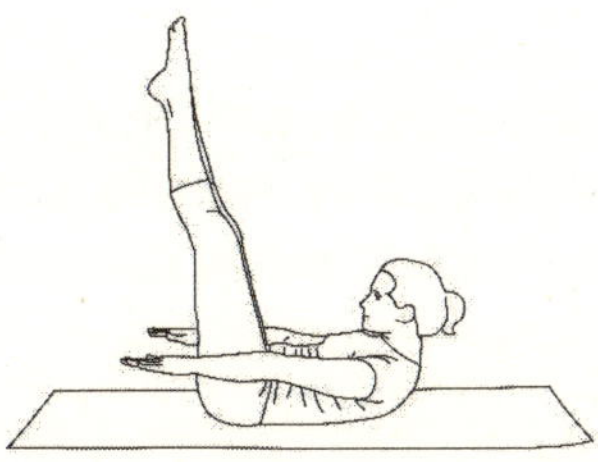

**3**

**Tendez les jambes :**
Sur l'expiration, tendez vos jambes vers le plafond. Baissez vos bras vers le sol et profitez de cet élan pour décoller votre tête puis vos épaules du sol. Tenez la position le plus longtemps possible en tapotant le sol avec vos mains pour marquer les temps.

# Programme 15

## Pour des cuisses et des fesses en béton

Les cuisses, les fessiers et les hanches sont les zones qui retiennent particulièrement l'attention des femmes, plus sujettes à la prise de graisse dans ces parties du corps. Ce programme est spécialement adapté pour obtenir un fessier rebondi et des jambes toniques et galbées.

## Exercice 1

# Petits cercles de jambes

Votre corps doit former une ligne droite. Si vous éprouvez des tensions dans la nuque, posez votre tête sur votre bras tendu au sol. 4 fois 4 cercles dans les deux sens.

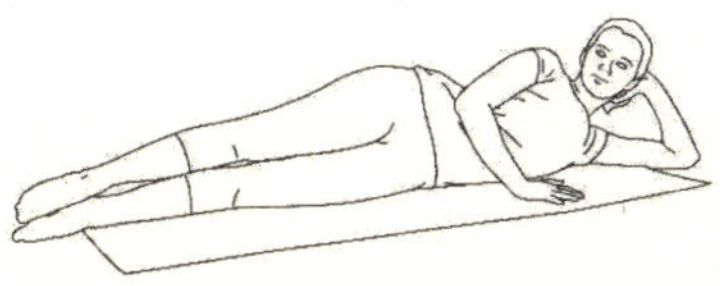

**1**

**Position de départ :**
Allongé sur le côté, en appui sur le coude, vos jambes sont tendues, pieds en extension. Placez votre main libre devant votre poitrine pour garder l'équilibre.

**2**

**Tracez des cercles dans un sens :**
Creusez le ventre et contractez les fessiers. Décollez votre jambe libre de l'autre et tracez, avec votre pied, 4 petits cercles dans le sens des aiguilles d'une montre.

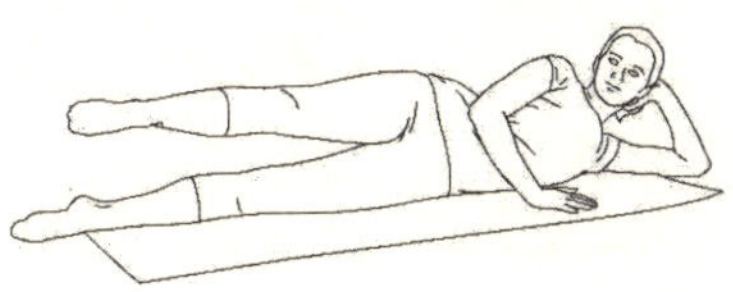

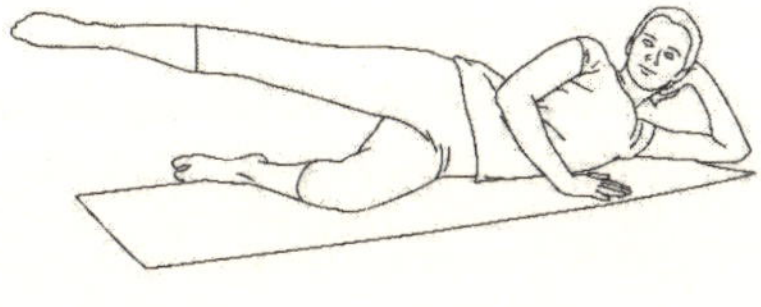

**3**

**Tracez des cercles dans l'autre sens :**
Sans marquer de temps de pause, et toujours en conservant la contraction des abdominaux et des fessiers, tracez à présent quatre petits cercles dans l'autre sens.

## Exercice 2

# Le pont en équilibre

Contractez les fessiers pendant toute la durée de l'exercice. 4 fois pour chaque jambe.

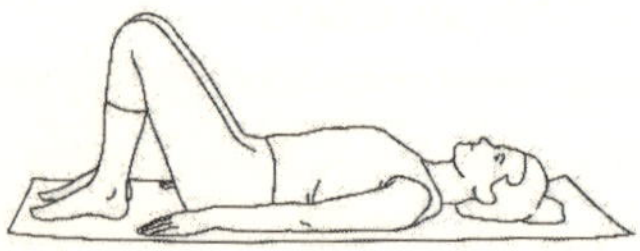

**1**

### Position de départ :

Allongé sur le dos, les bras le long du corps. Vos genoux sont fléchis, vos pieds à plat sur le sol à écartement naturel du bassin.

**2**

### Levez le bassin :

Sur l'expiration, creusez votre ventre et contractez les fessiers pour lever votre bassin du sol.

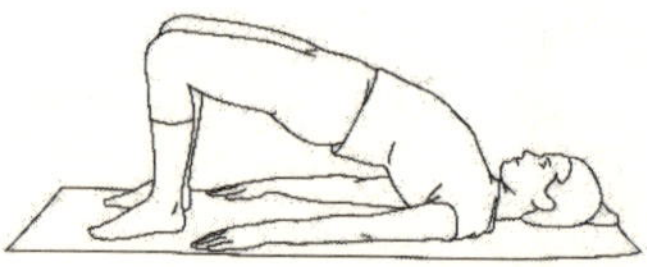

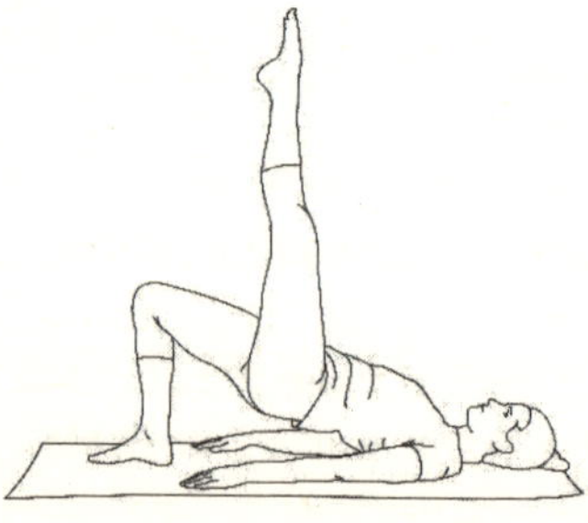

**3**

### Levez la jambe :

Inspirez et, à l'expiration, tendez votre jambe vers le plafond en levant davantage votre bassin. Marquez 4 à 8 temps puis baissez la jambe toujours tendue pour revenir en position initiale.

**Exercice 3**

# Battements de jambes

Si vous éprouvez des tensions dans la nuque, posez votre tête sur votre bras tendu au sol.
8 battements pour chaque jambe.

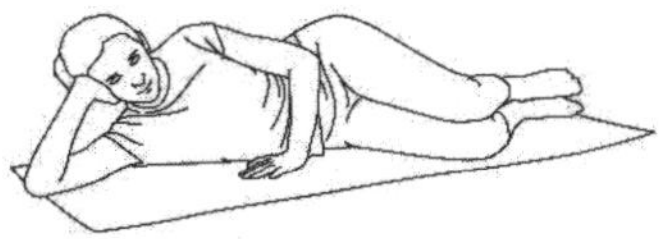

## 1

**Position de départ :**
Allongé sur le côté, en appui sur le coude, vos jambes sont fléchies. Placez votre main libre devant votre poitrine pour garder l'équilibre.

## 2

**Tendez la jambe :**
Creusez le ventre et contractez les fessiers. Décollez votre jambe libre de l'autre et tendez-la devant vous, pied en flexion.

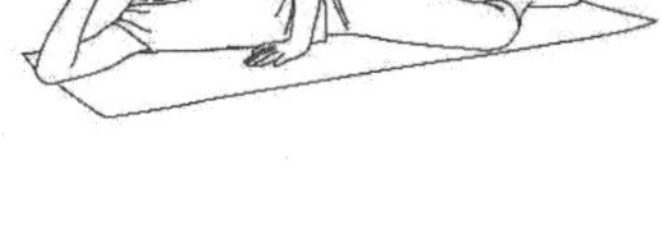

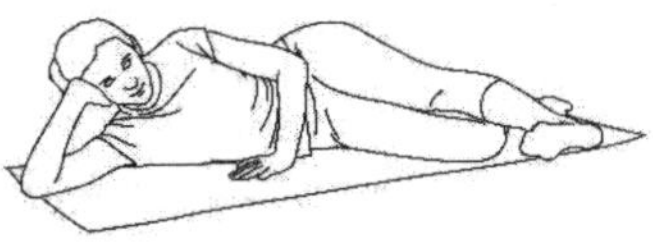

## 3

**Levez et baissez la jambe :**
En maintenant la contraction des abdominaux et des fessiers, levez et baissez légèrement la jambe toujours bien tendue.

## Exercice 4
# Levé de jambe

N'oubliez pas de creuser le ventre durant la totalité de l'exercice. Le mouvement doit être lent, sur le rythme de votre respiration, et contrôlé. 4 fois pour chaque jambe.

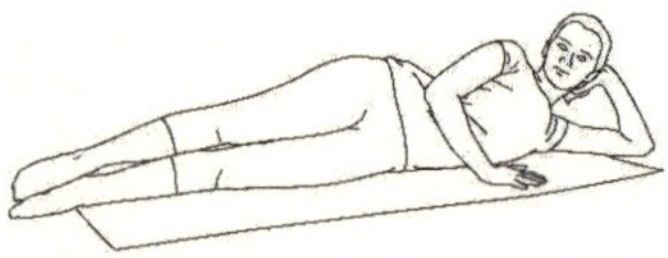

**1**

### Position de départ :
Allongé sur le côté, en appui sur le coude, vos jambes sont tendues, pieds en extension. Placez votre main libre devant votre poitrine pour garder l'équilibre.

**2**

### Levez la jambe :
Sur l'expiration, décollez votre jambe libre de l'autre et levez-la le plus haut possible vers la tête. Marquez un demi-temps et, sur l'inspiration, redescendez la jambe et recommencez.

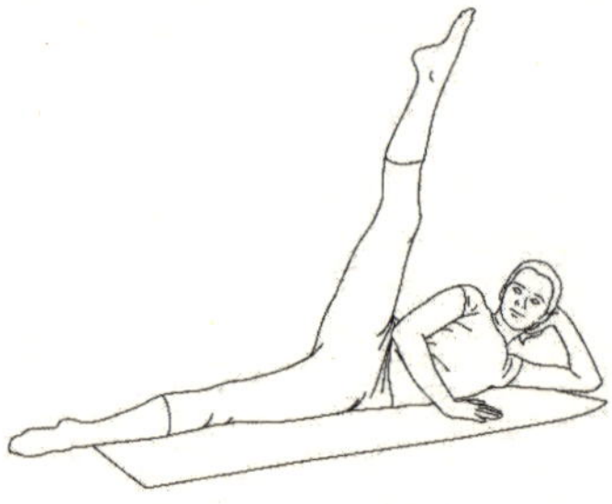

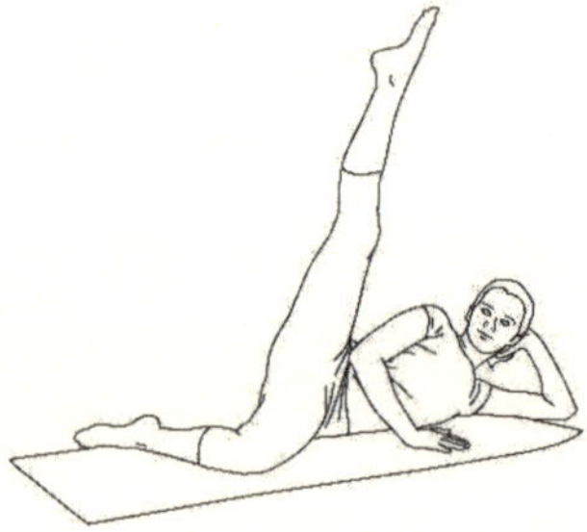

**3**

### Variante :
Sur l'expiration, décollez votre jambe libre de l'autre et levez-la le plus haut possible vers votre tête. Marquez un demi-temps et, sur l'inspiration, redescendez votre jambe et recommencez.

# Programme 16

## Sculpter ses jambes et sa taille

Ce programme vous permettra de réduire le volume de vos cuisses et de vos hanches, afin de leur donner une belle forme. Vous découvrirez également comment réaliser ces exercices afin de renforcer et tonifier vos fessiers. Et qui dit beaux fessiers et belles cuisses, dit également plus d'assurance !

## Exercice 1
# Ciseaux, jambes tendues

En accomplissant cet exercice, ne retenez pas votre respiration. Respirez profondément et régulièrement, les côtes s'écartant pendant l'inspiration. Creusez votre ventre et tendez vos pieds. Répétez l'exercice 3 à 5 fois.

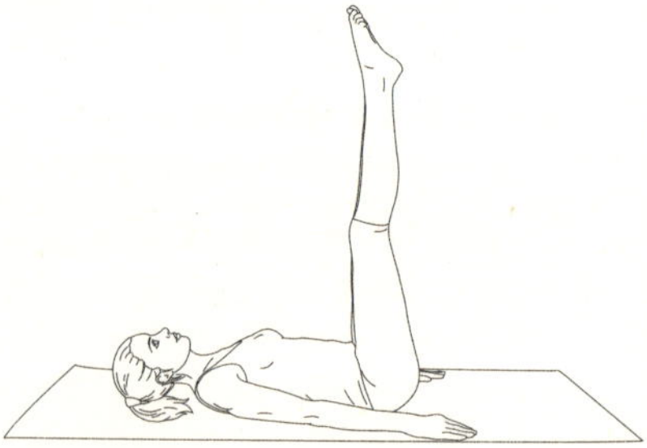

**1** **Position de départ :**
Couchez-vous sur le dos et levez les jambes à la verticale. Vos bras sont tendus et posés le long de votre corps. Abaissez votre coccyx, afin de répartir le poids sur votre dos.

**2** **Chandelle :**
Commencez à soulever lentement votre torse à l'aide de vos abdominaux. Tendez votre buste et vos jambes, en chandelle. Soutenez votre torse avec vos bras, au niveau de la taille.

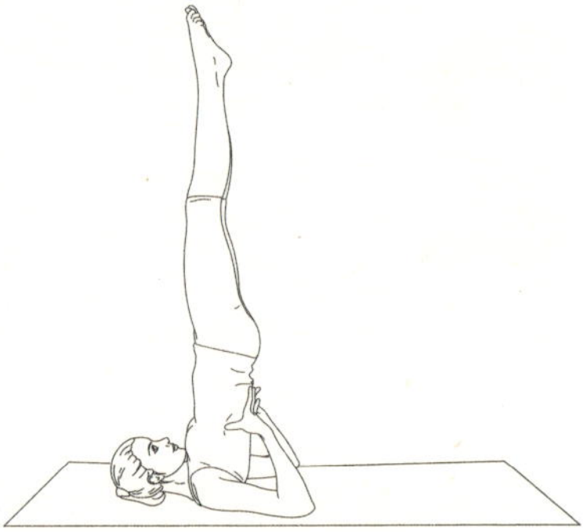

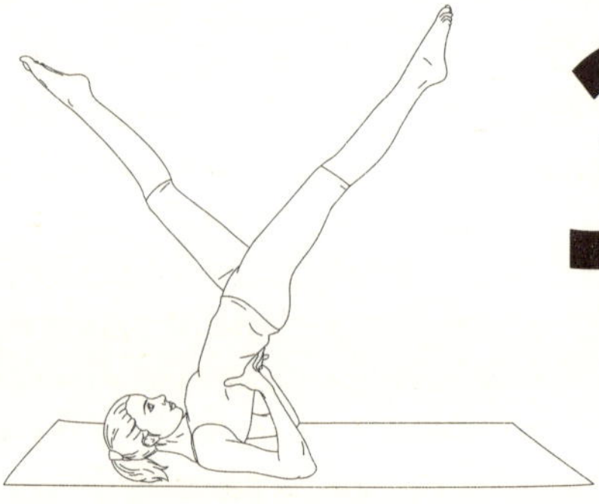

**3** **Mouvement de ciseaux :**
En inspirant, commencez le mouvement avec les jambes. Bougez lentement, au rythme de votre respiration, puis couchez votre torse lentement, une vertèbre après l'autre, sans aucun mouvement brusque, puis baissez vos jambes.

## Exercice 2

# Demi-chandelle, jambes écartées

En réalisant la torsion, n'oubliez pas de tendre vos abdominaux. Réalisez cet exercice sans précipitation. Creusez le ventre. Répétez l'exercice 5 fois, en suivant le rythme de votre respiration.

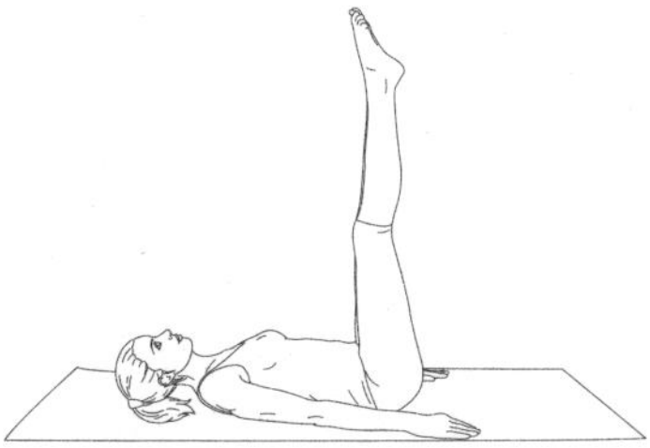

**1**

**Position de départ :**

Couché sur le dos, levez vos jambes à la verticale et mettez vos bras le long du corps.

**2**

**Enroulez votre dos :**

En expirant, descendez vos jambes au-delà de votre tête, par la force de vos abdominaux. Faites ce mouvement très lentement, en vous enroulant, vertèbre par vertèbre. Écartez les jambes de la largeur de vos épaules. Vos fessiers doivent être plus hauts que vos pieds.

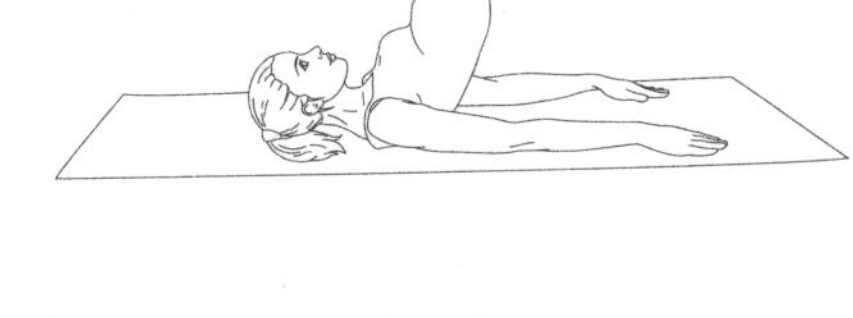

**3**

**Amenez vos jambes perpendiculaires au sol :**

En inspirant, déroulez lentement votre dos dans l'autre sens, une vertèbre après l'autre, jusqu'à ce que votre buste soit au sol. La tension doit être maximale. Quand vos jambes forment un angle de 90°, maintenez la position, puis revenez à la position de départ.

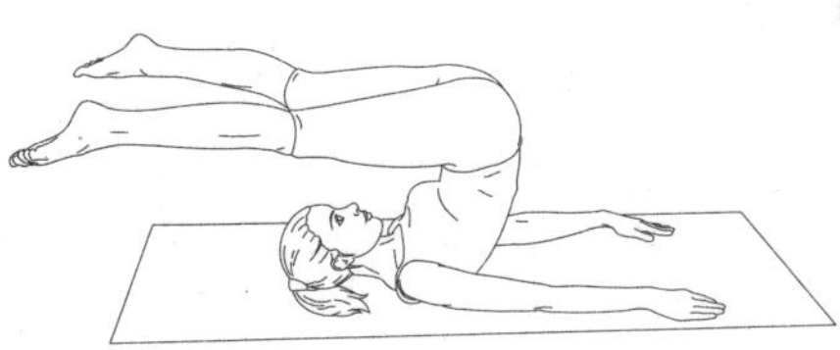

## Exercice 3

# Bicyclette, torse levé

Il est préférable de réaliser cet exercice lentement, en vous concentrant sur les muscles mobilisés et sur votre respiration. Pendant cet exercice, veillez à ce que votre cou ne soit pas trop tendu.

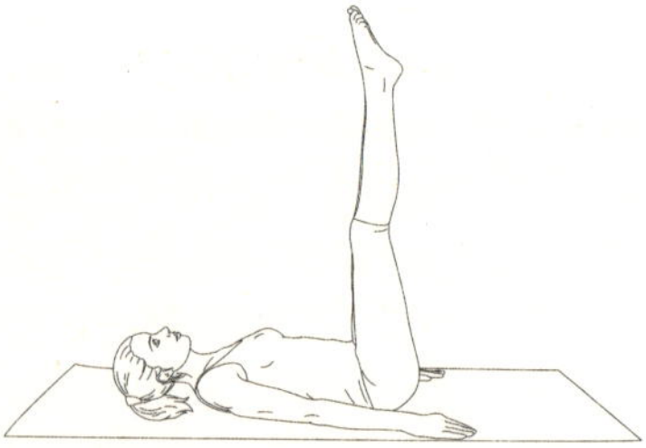

**1**

**Position de départ :**
Couchez-vous sur un tapis et collez le bas de votre dos au sol, les muscles les plus profonds seront ainsi mobilisés. Vos bras reposent le long du corps.

**2**

**Chandelle :**
Levez vos jambes en maintenant votre buste, les mains posées sur votre taille.

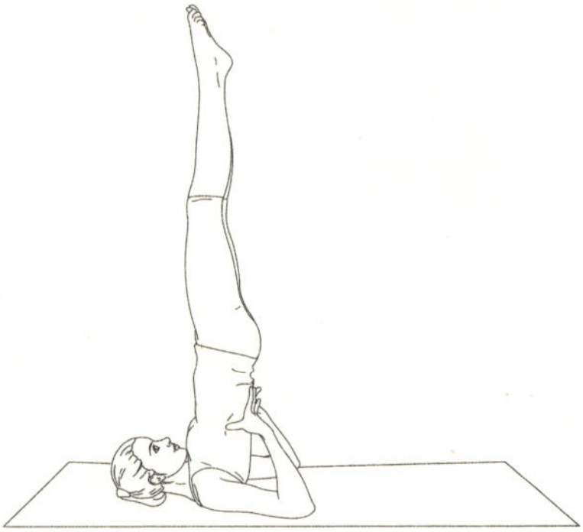

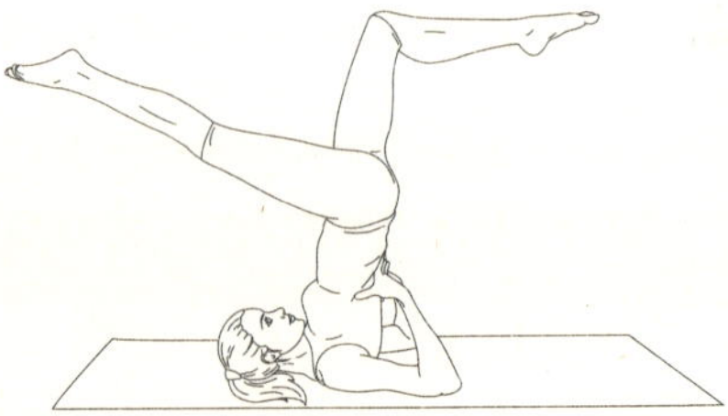

**3**

**Mouvement des jambes :**
Commencez les mouvements en inspirant. Tendez vos pieds. Montez votre jambe gauche derrière votre tête et abaissez votre jambe droite en la fléchissant. Répétez cet exercice 20 fois pour chaque jambe.

**Exercice 4**

# Battement latéral des deux jambes

Pour compliquer cet exercice, posez votre main gauche sur votre hanche. En levant les jambes, faites glisser votre main sur la cuisse. La respiration est profonde, régulière et calme. Répétez 5 à 8 fois sur chaque côté.

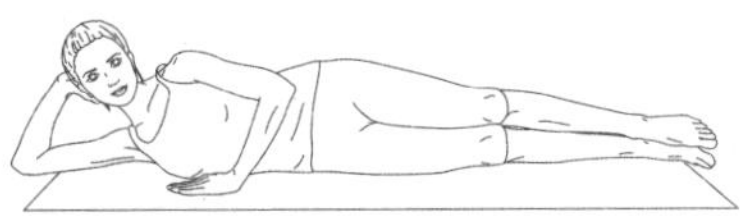

## 1

**Position de départ :**
Couché sur le côté, vos jambes sont tendues légèrement vers l'avant, à 30° par rapport à votre buste. Vos pieds sont tendus et vos talons joints.

## 2

**Cambrez votre dos :**
Appuyez votre tête sur votre bras gauche et maintenez votre équilibre avec le bras droit, sur le sol. Votre dos doit se cambrer naturellement.

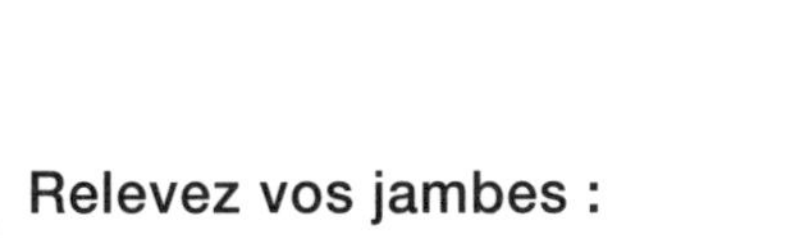



## 3

**Relevez vos jambes :**
Levez simultanément vos deux jambes, votre jambe supérieure doit être parallèle au sol. Commencez les mouvements avec la jambe inférieure, qui ne doit pas toucher le sol.

## Exercice 5

# Ciseau latéral en avant

Tendez le sommet de la tête, à partir de la nuque, mais ne cambrez pas vos épaules. La partie supérieure de votre corps doit rester immobile. Ne baissez pas le pied plus bas que le bassin. Répétez l'exercice 3 fois.

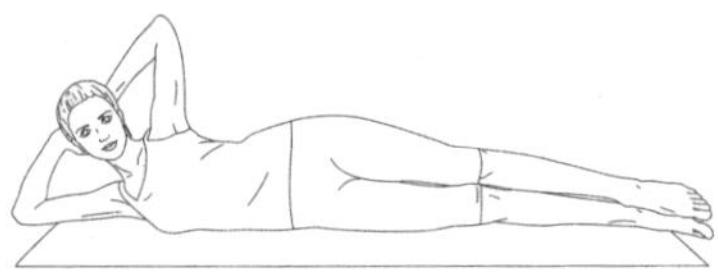

**1**

### Position de départ :

Couché sur le côté, alignez votre coude avec votre épaule, votre dos et vos fessiers. Mettez les bras derrière la tête et écartez les coudes.

**2**

### Position des jambes :

Pliez une jambe en avant, à 45° par rapport à votre buste, la pointe du pied tendue. En expirant, montez la jambe gauche vers la poitrine, parallèlement au sol. Ce mouvement se fait grâce à la contraction des muscles des fessiers et de la partie supérieure de la cuisse.

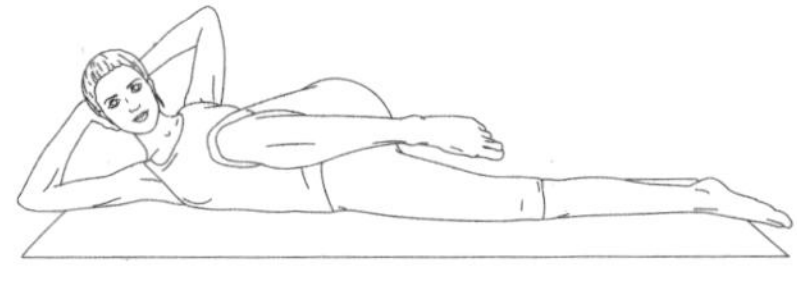

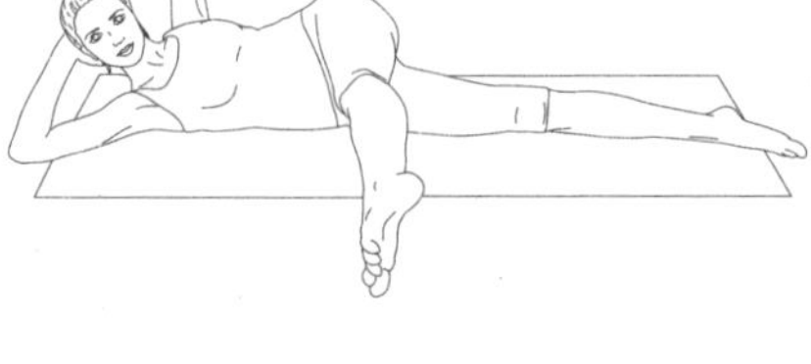

**3**

### Mouvement final :

Pliez la jambe, puis tendez-la face à vous. L'autre jambe doit rester tendue. En inspirant, tendez la jambe et, en expirant, pliez-la. Faites attention à votre corps, vous ne devez sentir aucune tension.

# Carnet d'entraînement

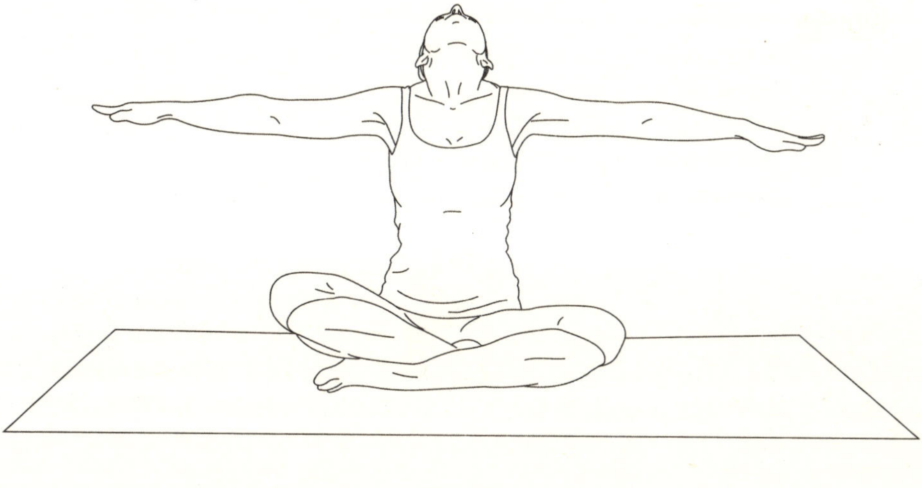

# Carnet d'entraînement

Maintenant que vous connaissez les différents exercices de Pilates, il est temps de les programmer. Rien de mieux qu'un cahier d'entraînement pour noter vos séances prévues, réalisées ou annulées. Il s'agit de l'outil indispensable pour assurer la réussite de vos objectifs.

Date : __ / __ / __

| | | | | | | | | | | |
|---|---|---|---|---|---|---|---|---|---|---|
| Exercice | | | | | | | | | | |
| Nombre de répétitions | | | | | | | | | | |
| Objectifs/ remarques | | | | | | | | | | |

Date : __ / __ / __

| | | | | | | | | | | |
|---|---|---|---|---|---|---|---|---|---|---|
| Exercice | | | | | | | | | | |
| Nombre de répétitions | | | | | | | | | | |
| Objectifs/ remarques | | | | | | | | | | |

Date : __ / __ / __

| | | | | | | | | | | |
|---|---|---|---|---|---|---|---|---|---|---|
| Exercice | | | | | | | | | | |
| Nombre de répétitions | | | | | | | | | | |
| Objectifs/ remarques | | | | | | | | | | |

Date : __ / __ / __

| | | | | | | | | | | |
|---|---|---|---|---|---|---|---|---|---|---|
| Exercice | | | | | | | | | | |
| Nombre de répétitions | | | | | | | | | | |
| Objectifs/ remarques | | | | | | | | | | |

Date : __ / __ / __

| | | | | | | | | | | |
|---|---|---|---|---|---|---|---|---|---|---|
| Exercice | | | | | | | | | | |
| Nombre de répétitions | | | | | | | | | | |
| Objectifs/ remarques | | | | | | | | | | |

Date : __ / __ / __

| | | | | | | | | | | |
|---|---|---|---|---|---|---|---|---|---|---|
| Exercice | | | | | | | | | | |
| Nombre de répétitions | | | | | | | | | | |
| Objectifs/ remarques | | | | | | | | | | |

Date : __ / __ / __

| | | | | | | | | | | |
|---|---|---|---|---|---|---|---|---|---|---|
| Exercice | | | | | | | | | | |
| Nombre de répétitions | | | | | | | | | | |
| Objectifs/ remarques | | | | | | | | | | |

Date : __ / __ / __

| | | | | | | | | | | |
|---|---|---|---|---|---|---|---|---|---|---|
| Exercice | | | | | | | | | | |
| Nombre de répétitions | | | | | | | | | | |
| Objectifs/ remarques | | | | | | | | | | |

Date : __ / __ / __

| | | | | | | | | | | |
|---|---|---|---|---|---|---|---|---|---|---|
| Exercice | | | | | | | | | | |
| Nombre de répétitions | | | | | | | | | | |
| Objectifs/ remarques | | | | | | | | | | |

Date : __ / __ / __

| | | | | | | | | | | |
|---|---|---|---|---|---|---|---|---|---|---|
| Exercice | | | | | | | | | | |
| Nombre de répétitions | | | | | | | | | | |
| Objectifs/ remarques | | | | | | | | | | |

Date : __ / __ / __

| | | | | | | | | | | |
|---|---|---|---|---|---|---|---|---|---|---|
| Exercice | | | | | | | | | | |
| Nombre de répétitions | | | | | | | | | | |
| Objectifs/ remarques | | | | | | | | | | |

Date : __ / __ / __

| | | | | | | | | | | |
|---|---|---|---|---|---|---|---|---|---|---|
| Exercice | | | | | | | | | | |
| Nombre de répétitions | | | | | | | | | | |
| Objectifs/ remarques | | | | | | | | | | |

Date : __ / __ / __

| | | | | | | | | | | |
|---|---|---|---|---|---|---|---|---|---|---|
| Exercice | | | | | | | | | | |
| Nombre de répétitions | | | | | | | | | | |
| Objectifs/ remarques | | | | | | | | | | |

Date : __ / __ / __

| | | | | | | | | | | |
|---|---|---|---|---|---|---|---|---|---|---|
| Exercice | | | | | | | | | | |
| Nombre de répétitions | | | | | | | | | | |
| Objectifs/ remarques | | | | | | | | | | |

Date : __ / __ / __

| | | | | | | | | | | |
|---|---|---|---|---|---|---|---|---|---|---|
| Exercice | | | | | | | | | | |
| Nombre de répétitions | | | | | | | | | | |
| Objectifs/ remarques | | | | | | | | | | |

Date : __ / __ / __

| | | | | | | | | | | |
|---|---|---|---|---|---|---|---|---|---|---|
| Exercice | | | | | | | | | | |
| Nombre de répétitions | | | | | | | | | | |
| Objectifs/ remarques | | | | | | | | | | |

Date : __ / __ / __

| | | | | | | | | | | |
|---|---|---|---|---|---|---|---|---|---|---|
| Exercice | | | | | | | | | | |
| Nombre de répétitions | | | | | | | | | | |
| Objectifs/ remarques | | | | | | | | | | |

Date : __ / __ / __

| | | | | | | | | | | |
|---|---|---|---|---|---|---|---|---|---|---|
| Exercice | | | | | | | | | | |
| Nombre de répétitions | | | | | | | | | | |
| Objectifs/ remarques | | | | | | | | | | |

Date : __ / __ / __

| | | | | | | | | | | |
|---|---|---|---|---|---|---|---|---|---|---|
| Exercice | | | | | | | | | | |
| Nombre de répétitions | | | | | | | | | | |
| Objectifs/ remarques | | | | | | | | | | |

Date : __ / __ / __

| | | | | | | | | | | |
|---|---|---|---|---|---|---|---|---|---|---|
| Exercice | | | | | | | | | | |
| Nombre de répétitions | | | | | | | | | | |
| Objectifs/ remarques | | | | | | | | | | |

Date : __ / __ / __

| | | | | | | | | | | |
|---|---|---|---|---|---|---|---|---|---|---|
| Exercice | | | | | | | | | | |
| Nombre de répétitions | | | | | | | | | | |
| Objectifs/ remarques | | | | | | | | | | |

Date : __ / __ / __

| | | | | | | | | | | |
|---|---|---|---|---|---|---|---|---|---|---|
| Exercice | | | | | | | | | | |
| Nombre de répétitions | | | | | | | | | | |
| Objectifs/ remarques | | | | | | | | | | |

Date : __ / __ / __

| | | | | | | | | | | |
|---|---|---|---|---|---|---|---|---|---|---|
| Exercice | | | | | | | | | | |
| Nombre de répétitions | | | | | | | | | | |
| Objectifs/ remarques | | | | | | | | | | |

Date : __ / __ / __

| | | | | | | | | | | |
|---|---|---|---|---|---|---|---|---|---|---|
| Exercice | | | | | | | | | | |
| Nombre de répétitions | | | | | | | | | | |
| Objectifs/ remarques | | | | | | | | | | |

Date : __ / __ / __

| | | | | | | | | | | |
|---|---|---|---|---|---|---|---|---|---|---|
| Exercice | | | | | | | | | | |
| Nombre de répétitions | | | | | | | | | | |
| Objectifs/ remarques | | | | | | | | | | |

Date : __ / __ / __

| | | | | | | | | | | |
|---|---|---|---|---|---|---|---|---|---|---|
| Exercice | | | | | | | | | | |
| Nombre de répétitions | | | | | | | | | | |
| Objectifs/ remarques | | | | | | | | | | |

Date : __ / __ / __

| | | | | | | | | | | |
|---|---|---|---|---|---|---|---|---|---|---|
| Exercice | | | | | | | | | | |
| Nombre de répétitions | | | | | | | | | | |
| Objectifs/ remarques | | | | | | | | | | |

Date : __ / __ / __

| | | | | | | | | | | |
|---|---|---|---|---|---|---|---|---|---|---|
| Exercice | | | | | | | | | | |
| Nombre de répétitions | | | | | | | | | | |
| Objectifs/ remarques | | | | | | | | | | |

Date : __ / __ / __

| | | | | | | | | | | |
|---|---|---|---|---|---|---|---|---|---|---|
| Exercice | | | | | | | | | | |
| Nombre de répétitions | | | | | | | | | | |
| Objectifs/ remarques | | | | | | | | | | |

# CARNET D'ENTRAINEMENT

Date : __ / __ / __

| | | | | | | | | | | |
|---|---|---|---|---|---|---|---|---|---|---|
| Exercice | | | | | | | | | | |
| Nombre de répétitions | | | | | | | | | | |
| Objectifs/ remarques | | | | | | | | | | |

Date : __ / __ / __

| | | | | | | | | | | |
|---|---|---|---|---|---|---|---|---|---|---|
| Exercice | | | | | | | | | | |
| Nombre de répétitions | | | | | | | | | | |
| Objectifs/ remarques | | | | | | | | | | |

Date : __ / __ / __

| | | | | | | | | | | |
|---|---|---|---|---|---|---|---|---|---|---|
| Exercice | | | | | | | | | | |
| Nombre de répétitions | | | | | | | | | | |
| Objectifs/ remarques | | | | | | | | | | |

Date : __ / __ / __

| | | | | | | | | | | |
|---|---|---|---|---|---|---|---|---|---|---|
| Exercice | | | | | | | | | | |
| Nombre de répétitions | | | | | | | | | | |
| Objectifs/ remarques | | | | | | | | | | |

Date : __ / __ / __

| | | | | | | | | | | |
|---|---|---|---|---|---|---|---|---|---|---|
| Exercice | | | | | | | | | | |
| Nombre de répétitions | | | | | | | | | | |
| Objectifs/ remarques | | | | | | | | | | |

Date : __ / __ / __

| | | | | | | | | | | |
|---|---|---|---|---|---|---|---|---|---|---|
| Exercice | | | | | | | | | | |
| Nombre de répétitions | | | | | | | | | | |
| Objectifs/ remarques | | | | | | | | | | |

Date : __ / __ / __

| | | | | | | | | | | |
|---|---|---|---|---|---|---|---|---|---|---|
| Exercice | | | | | | | | | | |
| Nombre de répétitions | | | | | | | | | | |
| Objectifs/ remarques | | | | | | | | | | |

Date : __ / __ / __

| | | | | | | | | | | |
|---|---|---|---|---|---|---|---|---|---|---|
| Exercice | | | | | | | | | | |
| Nombre de répétitions | | | | | | | | | | |
| Objectifs/ remarques | | | | | | | | | | |

Date : __ / __ / __

| | | | | | | | | | | |
|---|---|---|---|---|---|---|---|---|---|---|
| Exercice | | | | | | | | | | |
| Nombre de répétitions | | | | | | | | | | |
| Objectifs/ remarques | | | | | | | | | | |

Date : __ / __ / __

| | | | | | | | | | | |
|---|---|---|---|---|---|---|---|---|---|---|
| Exercice | | | | | | | | | | |
| Nombre de répétitions | | | | | | | | | | |
| Objectifs/ remarques | | | | | | | | | | |

Auteurs : Publicimo, Sophie Godard, Irina Sarnavska/Lenivitz Production
Illustrateur : Irina Sarnavska/Lenivitz Production

EDITIONS ESI

60, rue Vitruve, 75020 Paris

Imprimé en République Tchèque par FINIDR
© Éditions ESI - Dépôt légal : juin 2012 - Achevé d'imprimer : juin 2012
ISBN : 978-2-8226-0104-7 - N° Sofedis : S500219